Ausländische Patienten
besser verstehen

D1666793

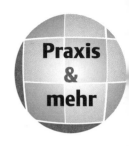

Ausländische Patienten besser verstehen

Herausgegeben von
E. Kellnhauser
S. Schewior-Popp

unter Mitarbeit von
H. Jung-Heintz
A. Lieser
U. Schleich

26 Abbildungen
und tabellarische Übersichten in mehreren Sprachen

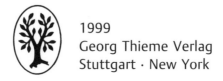

1999
Georg Thieme Verlag
Stuttgart · New York

Prof. Dr. phil. Edith Kellnhauser
Prof. Dr. Susanne Schewior-Popp
Kath. Fachhochschule Mainz
Fachbereich Pflege
Saarstraße 3
55122 Mainz

Umschlaggestaltung:
Martina Berge
Erbach/Ernsbach

Zeichnungen:
Jörg-Peter Decker, Stuttgart
Stefanie Gay & Bert Sender, Bremen

Die Deutsche Bibliothek – CIP-Einheitsaufnahme

Kellnhauser, Edith:
Ausländische Patienten besser verstehen /
E. Kellnhauser ; S. Schewior-Popp. Unter Mitarb.
von H. Jung-Heintz ... – Stuttgart ; New York ;
Thieme, 1999
   (Praxis & mehr)

© 1999 Georg Thieme Verlag
Rüdigerstraße 14, D-70469 Stuttgart

Printed in Germany

Satz: Hofacker DDV, D-73614 Schorndorf
Druck: Gulde-Druck, Tübingen

ISBN 3-13-116621-5

Geleitwort
zur Reihe „Praxis & mehr"

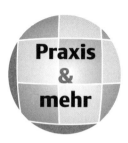

Liebe Leserin, lieber Leser,

Sie haben mit einem sicheren Griff ins Bücherregal ein neues Buch unserer Reihe „Praxis & mehr" ausgewählt. Fragen Sie sich jetzt, was Ihnen der Titel dieser Reihe eigentlich sagen will?
Dann schauen Sie sich unser Reihenlogo an: Wir nehmen die Pflege unter die Lupe – für diejenigen, die sich mit bestimmten Fragestellungen intensiver auseinandersetzen wollen. Ausgehend von einem großen Thema, das Ihnen aus der Pflegepraxis bestens vertraut ist, werden Sie in die Tiefe geführt – hin zu den neuesten Informationen aus der Pflegewissenschaft und damit verknüpfter Wissenschaftsfelder.
Kompetente Autoren ermöglichen Ihnen, auf abwechslungsreiche und spannende Weise, ein umfassendes Verständnis verschiedenster Zusammenhänge. Daher eignet sich diese Reihe nicht nur für examinierte Pflegekräfte, sondern insgesamt für all diejenigen, die ihr Interesse an einem bestimmten Thema mit anderen teilen und ihr Wissen weitergeben möchten.

„Praxis & mehr" wird Ihnen ein idealer Begleiter auf Ihrem Weg zu mehr Professionalität sein!

Viel Spaß beim Lesen wünscht Ihnen Ihr Pflegeteam bei Thieme!

Einführung der Herausgeberinnen

Deutschland ist ein Land in der Mitte Europas, und es ist ein weltoffenes Land. Die Wege zwischen den Ländern Europas speziell, aber auch von Kontinent zu Kontinent sind kürzer, respektive „schneller" geworden. Als Touristen profitieren wir davon, ebenso als Erwerbstätige besonders im Rahmen der Freizügigkeiten innerhalb der Europäischen Union.

Gleichwohl stellen Internationalität und Mobilität auch Anforderungen. Am greifbarsten für den einzelnen Menschen werden diese in etwaigen Sprach- und Kulturbarrieren; gelingt hier kein Gespräch, keine Verständigung, kein Austausch über Unterschiedlichkeiten, führen beide Barrieren in vielen Fällen zu folgenreichen Problemen: Gefühle der Fremdheit manifestieren sich dann zunehmend, entwickeln sich in bestimmten Situationen und bei entsprechend disponierten Personen ggf. bis hin zu Feindseligkeit und offener Feindschaft.

Während sich die reinen Sprachprobleme oftmals durch die Benutzung einer „Dritt-Sprache", bildlicher oder mimisch-gestischer Kommunikationselemente noch am ehesten angehen lassen, lässt sich dies auf das Wissen über und das Verstehen von kulturellen Unterschiedlichkeiten nur bedingt übertragen, zumal auch hier die Sprache des eigenen Kulturkreises mit ihren gesprochenenen und nicht-gesprochenen Worten vielfach gar nicht in der Lage ist, das kulturell „Andere" zu repräsentieren.

Diese Phänomene können bereits im alltäglichen Umgang verschiedener Kulturen miteinander sehr gravierende Auswirkungen haben, ungleich gewichtiger werden sie aber ggf. bei Personen, die in ihrer alltäglichen Autonomie durch Krankheit, Alter oder Behinderung eingeschränkt sind. Dies gilt sowohl für die Betroffenen selbst, deren Rolle nunmehr die des zu betreuenden Patienten ist, als auch für diejenigen Personengruppen, die von Berufs wegen an Diagnostik, Pflege und Therapie dieser Patienten beteiligt sind.

Für die Pflegeperson als „Rund-um-die-Uhr"-Bezugsgruppe des Patienten bedeutet dies eine besondere Herausforderung an professionelle Patientenversorgung, die allerdings ohne den Erwerb bestimmter Kompetenzen kaum angemessen zu bewältigen sein wird.

Liebe Leserin, lieber Leser: das Ihnen vorliegende Buch möchte dazu beitragen, dass Sie sich dieser Aufgabe mit Sachverstand und Einfühlungsvermögen stellen. Ziel des pflegerischen Handelns sollte es dabei sein, den Patienten auf der Basis eines kultursensiblen Pflegeverständnisses in seinem Krankheits- und Genesungsprozess zu begleiten, seine Unsicherheiten und Ängste wahrzunehmen, sich um ein Verstehen zu bemühen und vorhandene Informationsdefizite nicht durch letztliches Verfügen über ihn „auszugleichen".

Wie bei allen Kommunikationsprozessen wird der Effekt zweiseitig sein: Patient *und* Pflegeperson erleben verstärkt Sicherheit und Berechenbarkeit im Umgang miteinander, eine für jedes Pflegehandeln unverzichtbare Vertrauensbasis kann entstehen.

Dieses Buch soll Pflegepersonen in Praxis und Lehre sowie Schülerinnen und Schülern zunächst den pflege-, sozial- und humanwissenschaftlichen Hintergrund transkultureller Pflege aufzeigen, um in einem nächsten Schritt anhand von konkreten Beispielen und Fallanalysen unmittelbare Handlungshilfen anzubieten.

Einer generellen Übersicht zu pflegerelevanten Daten der Bevölkerungsentwicklung in Deutschland und zu Grundfragen der Kommunikation folgen Kapitel über die Therorie der kulturellen Pflege sowie speziell zur Pflege ausländischer Patienten. Die Bedeutung der Kommunikation im Pflegeprozess, zugeschnitten auf die Besonderheiten des Umgangs mit ausländischen Patienten von der Aufnahme bis zur Entlassung, wird anschließend anhand zahlreicher Beispiele erläutert. Es schließt sich ein umfangreicher Mate-

rialienteil mit mehrsprachigen Kommunikations-
hilfen, Piktogrammen, Adressen und anderen
konkreten Handlungshilfen an.

Insgesamt ist es das Anliegen von Herausgeberin-
nen und Autorinnen, mit diesem Konzept theore-
tischer Verstehens- und praktischer Handlungshilfen einen Beitrag zu leisten zu einem kultursensiblen und -kompetenten Pflegeverständnis
in den verschiedensten Handlungsfeldern professioneller Pflege.

Zum Schluss noch ein Wort in eigener Sache: Die
Autorinnen dieses Bandes sind sämtlich Absol-
ventinnen des Studienganges Pflegepädagogik an
der Katholischen Fachhochschule in Mainz. Mit
ihrem Engagement für ein kultursensibles Pflege-

verständnis, speziell für die Verbesserung der
Kommunikation mit ausländischen Patienten,
dokumentieren sie zugleich das Anliegen des Studienganges und des Fachbereichs insgesamt im
Hinblick auf anwendungsbezogene und theorie-
geleitete Innovation für und in der Praxis. Der
Pflegeredaktion des Georg Thieme Verlages in
Stuttgart, und hier ganz besonders Frau Christine
Grützner, sei an dieser Stelle herzlich gedankt für
die „Logistik" und Unterstützung dieses Buchpro-
jektes.

Mainz, im April 1999

Prof. Dr. phil Edith Kellnhauser
Prof Dr. phil. Susanne Schewior-Popp

Danksagung der Mitarbeiterinnen

Unserer besonderer Dank gilt Volker Heintz,
Stephan Lieser und Martin Schleich für kritische
Reflexion und hilfreiche Anregungen während
der Manuskripterstellung.

Ebenso danken wir Meryem Yilidiz, die wichtige
kulturspezifische Hinweise zu Kapitel 4.2.1 gab.

Wichtige Impulse kamen aus der Pflegepraxis;
dafür bedanken wir uns insbesondere bei den
Schülerinnen und Schülern der Krankenpflegeschule an der Stauferklinik Schwäbisch Gmünd.

Kandel, Ingelheim und Mutlangen, im April 1999

Inhaltsverzeichnis

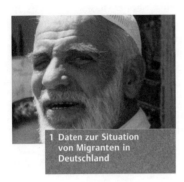

1 Daten zur Situation von Migranten in Deutschland

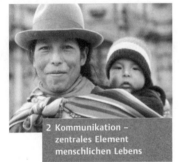

2 Kommunikation – zentrales Element menschlichen Lebens

3 Theorien der kulturellen Pflege

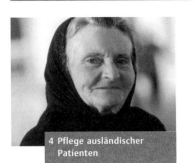

4 Pflege ausländischer Patienten

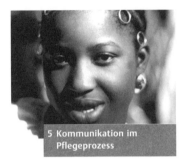

5 Kommunikation im Pflegeprozess

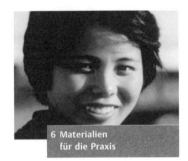

6 Materialien für die Praxis

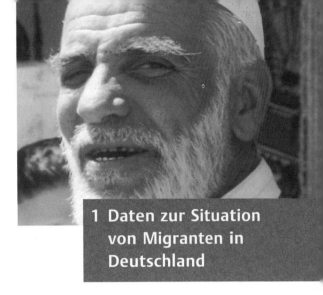

Zahlen können die Wirklichkeit nicht erfassen. Hinter statistischen Daten über nationale Herkunft, Aufenthaltsdauer oder Altersstruktur verbergen sich die verschiedensten persönlichen Biografien. So lässt sich beispielsweise die Motivation eines Menschen zur Emigration aus seinem Heimatland nicht einfach an seiner nationalen Herkunft erkennen.

Andererseits ermöglicht die Kenntnis objektiver Daten zur Situation von Ausländern einen Zugang zur Meinungsbildung bezüglich der Herausforderungen, denen unser Gemeinwesen – und damit auch die Pflege – gegenübersteht. Gelingt es, zwischen statistischen Daten und pflegewissenschaftlichen Erkenntnissen eine Brücke zu schlagen, so können daraus Handlungskonzepte für die Pflegepraxis entworfen werden, die die Zusammenarbeit mit ausländischen Patienten verbessern, sowohl aus Sicht der professionell Pflegenden als auch aus Sicht der Patienten. Als Grundlage soll zunächst die allgemeine Entwicklung der Bevölkerung in Deutschland dargestellt werden.

1.1 Bevölkerungsentwicklung in Deutschland

1.1.1 Allgemeine demographische Aspekte

Die Bevölkerungsgröße und deren Zusammensetzung werden durch Volkszählungen ermittelt, die in größeren Zeitabschnitten stattfinden. In der Bundesrepublik Deutschland wurden bisher vier Volkszählungen durchgeführt, zuletzt 1987. In der Zeit zwischen den Zählungen werden aktuelle Daten auf Stichprobenbasis erhoben (Mikrozensus). Die wichtigsten Faktoren der Bevölkerungsdynamik sind Geburten, Sterbefälle und Zu- und Abwanderungen (räumliche Mobilität).

Historischer Rückblick

Mit der industriellen Revolution setzte eine extreme Bevölkerungsexplosion ein. Diese war weniger auf höhere Geburtenzahlen, sondern auf eine Senkung der Sterblichkeit und Verdoppelung der Lebenserwartung infolge des medizinischen und hygienischen Fortschritts zurückzuführen. Von 1871 bis 1910 wuchs die Bevölkerung im Deutschen Reich von ca. 41 auf 65 Millionen an (vgl. Harenberg u. a. 1983, S. 721). Danach stabilisierten sich Geborenen- und Sterbeziffer auf einem neuen, gegenüber der vorindustriellen Zeit viel niedrigeren Niveau, abgesehen von den Geburtenausfällen und Sterbehochs während der beiden Weltkriege.

Bevölkerungszahl

Die Bevölkerungszahl entwickelte sich in West- und Ostdeutschland nach dem Ende des Zweiten Weltkriegs recht unterschiedlich (Abb. 1.1). Ende

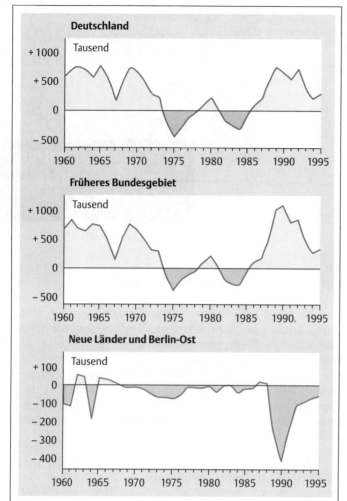

Abb. 1.1 Jährliche Bevölkerungszunahme bzw. -abnahme in Deutschland seit 1960 (nach Statistisches Bundesamt)

1995 hatte Deutschland rund 82 Millionen Einwohner, etwa 22 Millionen weniger als kurz vor dem Zweiten Weltkrieg.*
Im Westen stieg die Bevölkerungszahl von 43 Millionen 1939 bis auf 62 Millionen 1974 an. Von da an bewegte sie sich bis 1988 stets unter der Grenze von 62 Millionen. Die Bevölkerungszunahme – trotz der Kriegsverluste – ist zurückzuführen auf:
• die Aufnahme der Vertriebenen aus den Ostge-

bieten des ehemaligen Deutschen Reiches (1950: 8 Millionen);
• die Übersiedler aus der ehemaligen DDR (bis 1961: 2,6 Millionen);
• den Zuwanderungsüberschuss von ausländischen Staatsangehörigen (1961–1995: 22 Millionen zugezogen, 16 Millionen weggezogen);
• die Aufnahme von Aussiedlern (1962–1995: 3 Millionen).

Bedingt durch die Aufnahme von 4 Millionen Vertriebenen stieg auf dem Gebiet der ehemaligen DDR die Bevölkerungszahl ebenfalls an, auf circa 19 Millionen im Jahr 1948. Danach sank sie bis zum Mauerbau 1961 aufgrund der Abwanderung

---

* Wenn nicht anders angegeben, beruhen alle Daten und statistischen Angaben auf Veröffentlichungen des Statistischen Bundesamtes und der Beauftragten der Bundesregierung für Ausländerfragen.

in den Westen Deutschlands stetig ab, bis auf 17 Millionen. Infolge der Geburtendefizite ging die Bevölkerungszahl in den 70er Jahren immer weiter unter die 17-Millionen-Grenze zurück. Der Bevölkerungsrückgang wurde durch die Massenflucht 1989 verstärkt, so dass 1995 nur noch 15,5 Millionen Menschen im Osten Deutschlands lebten.

Altersaufbau

Die Altersstruktur der Bevölkerung und die Zahl der Geburten und Sterbefälle stehen in enger Wechselbeziehung zueinander: Ist ein Jahrgang stark vertreten, gibt es zur jeweils entsprechenden Zeit viele Geburten bzw. Sterbefälle. Werden weniger Kinder geboren oder ist die Sterblichkeit hoch, so wirkt sich das auf die zahlenmäßige Besetzung der einzelnen Jahrgänge aus.
Der Altersaufbau der Bevölkerung wird in Form der sogenannten *Bevölkerungspyramide* grafisch veranschaulicht (Abb. 1.2).
Heute gleicht das Bild nicht mehr einer Pyramide, wie noch zu Beginn des 20. Jahrhunderts, sondern eher einem Pilz oder einer „zerzausten Wettertanne" (Flaskämper). Seit 1972 sterben in Deutschland mehr Menschen als Kinder geboren werden. Aufgrund des höheren Anteils an jungen Menschen verhält es sich bei der ausländischen Bevölkerung umgekehrt.

Blick in die Zukunft

Zur Erhaltung der Bevölkerungszahl auf längere Sicht müssten von 1000 Frauen durchschnittlich 2100 Kinder geboren werden. Nach der *Geburtenhäufigkeit* von 1995 waren es in den neuen Bundesländern nur 800 und in den alten Ländern 1300 Kinder auf 1000 Frauen. Für 1987 betrug die Generationenrate nur 0,64, d. h. die Müttergeneration wird nur zu 64 % von Töchtern ersetzt (vgl. Schäfers 1990, S. 94). Andererseits nimmt die durchschnittliche *Lebenserwartung* in Deutschland weiter zu, allein seit Ende der 80er Jahre um mehr als ein Jahr. Sie beträgt heute 79,3 Jahre für neugeborene Mädchen bzw. 72,8 für neugeborene Jungen.

1.1.2 Entwicklung der ausländischen Wohnbevölkerung

Definition: Zur ausländischen Bevölkerung werden alle Personen gerechnet, die nicht Deutsche im Sinne von Artikel 116 Absatz 1 des Grundgesetzes sind. Dazu zählen auch Staatenlose und Menschen mit ungeklärter Staatsangehörigkeit. Deutsche mit zusätzlicher fremder Staatsangehörigkeit gehören nicht dazu; ebenso nicht die Mitglieder der Stationierungsstreitkräfte und der ausländischen diplomatischen und konsularischen Vertretungen. ∎

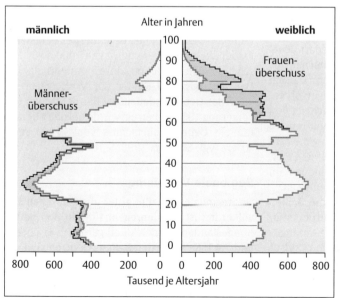

Abb. **1.2** Altersaufbau der deutschen Bevölkerung am 1. Januar 1995 (nach Statistisches Bundesamt).

Grundgesetz Art. 116. [Begriff „Deutscher"; Wieder-
einbürgerung] (1) Deutscher im Sinne dieses Grundgesetzes ist vorbehaltlich anderweitiger gesetzlicher Regelung, wer die deutsche Staatsangehörigkeit besitzt
oder als Flüchtling oder Vertriebener deutscher Volks-
zugehörigkeit oder als dessen Ehegatte oder Abkömm-
ling in dem Gebiete des Deutschen Reiches nach dem
Stande vom 31. Dezember 1937 Aufnahme gefunden
hat.

Historischer Rückblick

Die Zuwanderung von Menschen anderer Nationalitäten nach Deutschland ist kein Phänomen,
das erst in den 60er Jahren neu in Erscheinung
trat. So flohen zum Beispiel im 17. Jahrhundert
etwa 20 000 Hugenotten aus ihrem Heimatland
Frankreich nach Deutschland, um sich dort der
religiösen Verfolgung zu entziehen. Sie waren für
die wirtschaftliche Entwicklung Deutschlands
von Bedeutung. Im Zuge der Industrialisierung
stieg im 19. Jahrhundert der Anteil der polnischen
Bevölkerung in Deutschland stark an. Von 1910
bis 1960 schwankte der Anteil der ausländischen
Bevölkerung in Deutschland nur geringfügig zwischen 1 und 2 %.

Entwicklung seit den 60er Jahren

Nach 1961 kam es zu einem sprunghaften Anstieg
der Zahl ausländischer Staatsangehöriger im frü-
heren Bundesgebiet. Hauptursache hierfür war
der wirtschaftliche Aufschwung mit seinem stän-
dig wachsenden Bedarf an Arbeitskräften. Bis
zum Mauerbau 1961 konnte dieser Bedarf überwiegend durch die Aufnahme von Deutschen aus
der ehemaligen DDR gedeckt werden. Danach
wurden ausländische Arbeitnehmer angeworben.
Bedingt durch deren Einreise, den Nachzug von
Familienangehörigen und die hohe Geburtenrate
bei der ausländischen Bevölkerung, stieg die Zahl
der Migranten von 686 000 im Jahre 1961 (1,2 %
der Gesamtbevölkerung) auf 3,4 Millionen im
Jahre 1971 (5,6 % der Gesamtbevölkerung) an.
Nach einem Anwerbestopp gingen die Zahlen
vorübergehend (1974–1978) etwas zurück, stie-
gen dann jedoch infolge der Familienzusammen-
führung sowie der stärkeren Einreise von Asylsuchenden auf 4,7 Millionen (1982). Nachdem der
Anteil der ausländischen Personen 1983 und
1984 aufgrund des Rückkehrhilfegesetzes leicht

abnahm, ging er seitdem – vor allem verursacht
durch den starken Zustrom von Asylsuchenden –
kontinuierlich nach oben. Die Zunahme wurde
in den letzten Jahren allerdings geringer. Ende
1996 lebten 7,3 Millionen Migranten und Migrantinnen in der Bundesrepublik Deutschland (9 %
der Gesamtbevölkerung). Im europäischen Vergleich liegt die Quote von 9 % im oberen mittleren
Bereich.

Altersstruktur, Geschlechter-
relation, Geburtenentwicklung und
regionale Verteilung

Altersaufbau

Der Altersaufbau der Migranten lässt deutliche
Unterschiede zu dem der deutschen Bevölkerung
erkennen. So gibt es einen hohen Anteil von jüngeren Personen und Personen mittleren Alters,
dem ein geringer Anteil von älteren Menschen gegenübersteht (Abb. 1.**3**). Folgende Faktoren sind
als ursächlich anzusehen:
- erwerbsorientierte Zuwanderung,
- Familiennachzug,
- relativ hohe Geburtenzahlen.

Geburtenentwicklung

1967 hatten 4,7% aller Neugeborenen in Deutschland ausländische Eltern. 1996 waren es 13,3%
(circa 106 000). Dabei ist zu berücksichtigen, dass
der Anteil der Migrantinnen im gebärfähigen Alter relativ gesehen höher ist als bei den deutschen
Frauen. Rein rechnerisch bringen 1000 ausländische Frauen während ihres Aufenthalts in
Deutschland 1900 Kinder zur Welt. Während
1987 das Geburtendefizit bei der deutschen Bevölkerung 105 000 betrug, wurde bei den Migranten ein Geburtenüberschuss von 59 000 regi-
striert (vgl. Schäfers 1990, S. 100).

Regionale Verteilung

Die regionale Verteilung der ausländischen Bevölkerung ist sehr unregelmäßig. In den neuen
Bundesländern ist der Anteil gering, zwischen 1
und 2,4 %. Selbst in den Ballungszentren sind die
Zahlen nicht wesentlich höher. In den alten Bundesländern lagen die Anteile 1995 zwischen
16,1 % (Hamburg) und 5,0 % (Schleswig-Holstein).

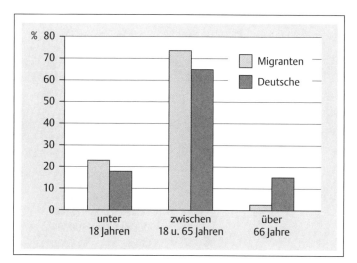

Abb. 1.**3** Vergleich verschiedener Altersgruppen bei Migranten und Deutschen (nach Beauftragte der Bundesregierung für Ausländerfragen).

Geschlechterrelation

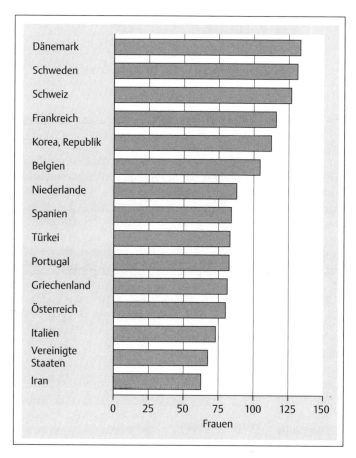

Abb. 1.**4** Geschlechterrelation der ausländischen Bevölkerung am 31. Dezember 1993. Anzahl der Frauen je 100 Männer (nach Statistisches Bundesamt).

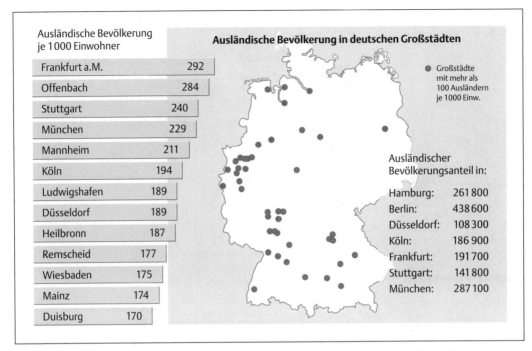

Abb. 1.**5**   Anteil der Migranten in deutschen Großstädten (nach Statistisches Bundesamt).

Wo ausländische Arbeitnehmer ihren Wohnort wählen, ist abhängig von den lokalen Wirtschaftsstrukturen und Erwerbsmöglichkeiten. So sind sie in Großstädten und industriellen Ballungsgebieten sehr viel stärker vertreten als in ländlichen Regionen (Abb. 1.**5**).

Ein großer Ausländeranteil ist jedoch kein Indikator für eine hohe Quote fremdenfeindlicher Straftaten.

Nationalitäten

In Deutschland sind auch noch heute anteilmäßig die Angehörigen der Staaten stark vertreten, aus denen in den 50er und 60er Jahren Arbeitskräfte angeworben wurden, obwohl deren Anteil seit 1991 leicht zurückgegangen ist. Der Anteil der EU-Ausländer ist gleich geblieben; gestiegen ist die Zahl der aus dem ehemaligen Jugoslawien und aus osteuropäischen Ländern stammenden Menschen (Abb. 1.**6**, Tab. 1.**1**).

Tabelle 1.**1**   Gruppen der ausländischen Wohnbevölkerung (nach Beauftragte der Bundesregierung für Ausländerfragen 1995), Seite 17a

Staats- angehörigkeit	absolute Anzahl	prozentualer Anteil der ausländischen Bevölkerung
Türkei	2 049 000	28,0 %
Serbien/Montenegro	754 311	10,3 %
Italien	599 429	8,2 %
Griechenland	362 539	5,0 %
Bosnien	340 526	4,7 %
Polen	283 356	3,9 %
Kroatien	201 923	2,8 %
Österreich	184 933	2,5 %

Wanderungen

Während in den 60er Jahren die Zu- und Abwanderung von Ausländern im wesentlichen den Konjunkturverlauf widerspiegelte, sind die Fak-

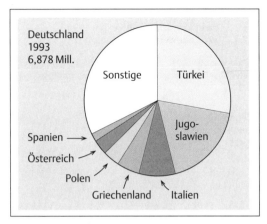

Abb. 1.**6** Ausländische Bevölkerung in Deutschland nach der Staatsangehörigkeit, 1993 (nach Statistisches Bundesamt).

toren, die das Wanderungsverhalten seit Mitte der 70er Jahre bestimmen, zunehmend von der Konjunktur unabhängig, z. B.:
- Familiennachzug bei Arbeitsmigranten,
- politische und wirtschaftliche Situation in den Herkunftsländern,
- Maßnahmen zur Steuerung der Wanderungsströme von seiten der Bundesregierung (Anwerbestopp, Rückkehrhilfegesetz, Asylrecht).

An dieser Stelle sei noch einmal darauf hingewiesen, dass es sich bei „den Ausländern" in Deutschland um eine soziologisch sehr inhomogene Gruppe handelt:
- Arbeitsmigranten, die seit etwa 30 Jahren in Deutschland leben und nachgereiste Familienangehörige;
- Kinder und Kindeskinder von Arbeitsmigranten, die zum größten Teil bereits hier geboren wurden;
- Asylbewerber und Flüchtlinge aus dem ehemaligen Jugoslawien, aus Polen, aus der ehemaligen Sowjetunion, aus dem Irak, Iran, aus Vietnam, Eritrea und Angola;
- Aussiedler aus Osteuropa, die allerdings nicht ohne weiteres von der Statistik erfasst werden, da sie meist einen deutschen Pass erhalten (vgl. Frick/Wagner 1997, S. 565f.).

Die Zahl der Flüchtlinge in Deutschland betrug 1996 etwa 1,6 Millionen. Das entsprach einem Anteil von 22 % aller Migranten in Deutschland.

Rückkehrwille

Wie heterogen die verschiedenen Zuwanderungsgruppen sind, zeigt sich auch in deren jeweiligen Rückkehrabsichten. „Ganz sicher" zurück will kein einziger Aussiedler, hingegen 30% der Zuwanderer aus den Anwerbeländern. Von den Asylbewerbern und Flüchtlingen will jeder sechste ganz sicher zurückkehren (vgl. Frick/Wagner 1997, S. 566).

Aufenthaltsstatus

Obwohl der größte Teil der ausländischen Wohnbevölkerung schon allein aufgrund der durchschnittlich sehr langen Aufenthaltsdauer fester Bestandteil der Bevölkerung Deutschlands ist, ist der Aufenthaltsstatus eher schlecht. Viele schon lange hier lebende Ausländer haben keine unbefristete Aufenthalterlaubnis oder Aufenthaltsberechtigung. Einer Repräsentativuntersuchung zufolge liegen Ursachen vor allem in subjektiver Rechtsunsicherheit und in Unkenntnis der Rechtslage. Betroffen sind insbesondere jüngere Altersjahrgänge. Für eine erfolgreiche Integration ist aber u.a. die subjektive Einschätzung über einen sicheren oder unsicheren Aufenthalt von Bedeutung. Hier ist verstärkt Aufklärungsarbeit gefragt.

Qualifikationsniveau

„Bildung und Ausbildung sind zentrale Förderelemente für die berufliche und soziale Integration von Migrantinnen und Migranten. Ihnen kommt ein bedeutender Stellenwert zu, da der Erfolg des Integrationsprozesses zu einem wesentlichen Teil von der beruflichen Eingliederung abhängt", lautet eine Forderung der Beauftragten der Bundesregierung für Ausländerfragen (1997 a, S. 23).
In Deutschland lebende ausländische Kinder und Jugendliche unterliegen, genau wie die deutschen, der Schulpflicht. 1993 hatten 9 % der Schülerinnen und Schüler eine ausländische Staatsangehörigkeit. Ausländische Schüler streben ebenso wie die deutschen tendenziell höhere Schulabschlüsse an. Erstere schneiden dennoch in Bezug auf den Schulabschluss deutlich schlechter ab (Abb. 1.**7**).

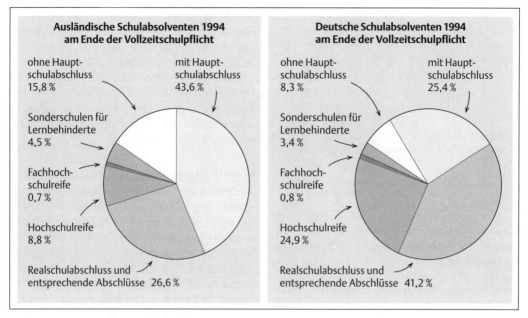

Abb. 1.7 Ausländische bzw. deutsche Schulabsolventen 1994 am Ende der Vollzeitpflicht in Prozent (nach Sekretariat der Ständigen Konferenz der Kultusminister der Länder in der Bundesrepublik Deutschland).

In den vergangenen Jahren verließen mehr als 15% der ausländischen Schulabgänger die Schule ohne Hauptschulabschluss. Auch die Ausbildungssituation ausländischer Jugendlicher ist problematisch. Von den 20- bis 30jährigen hat mehr als die Hälfte der Frauen und knapp die Hälfte der Männer keinen beruflichen Bildungsabschluss. Nahezu 90% der Ausbildungsplätze, die 1993 von ausländischen Auszubildenden besetzt waren, fielen in den Zuständigkeitsbereich der Industrie- und Handelskammern und der Handwerkskammern. Der Anteil ausländischer Studierender an deutschen Hochschulen betrug im Wintersemester 1993/94 7,1%. Hierbei ist jedoch zu berücksichtigen, dass ein Großteil der ausländischen Studenten erst zum Studium nach Deutschland eingereist ist. So hatten von 20 600 Studienanfängern zum Wintersemester 1991/92 nur 7 000 ihre Hochschulzugangsberechtigung in Deutschland erworben.

Insgesamt hat sich das Qualifikationsniveau der Jugendlichen mit ausländischem Pass in den letzten Jahren zwar stetig verbessert, dennoch sind sie beim Eintritt in das Erwerbsleben weiterhin benachteiligt. Die Benachteiligung gegenüber Deutschen ist durch folgende Punkte gekennzeichnet:

- höherer Anteil an Personen mit Hauptschulabschluss bzw. ohne Hauptschulabschluss;
- Ausbildungsbetriebe bevorzugen deutsche Auszubildende;
- hohe Abbrecherquote bei ausländischen Auszubildenden, was v.a. an sprachlichen Faktoren oder auch an der Atmosphäre in der Ausbildungsstätte liegt.

Verschiedene Modellprojekte, in denen ausländische Jugendliche ihre bikulturellen Kompetenzen und ihre Mehrsprachigkeit einbringen und entwickeln können, zeigten, dass auf diese Weise die Chancen junger Migranten in der beruflichen Bildung verbessert wurden.

Arbeitsmarktintegration und Einkommen

Im April 1993 hatte jede elfte Erwerbsperson in Deutschland nicht die deutsche Staatsangehörigkeit. Da die zweite und dritte Ausländergeneration verstärkt in das Erwerbsleben eintritt, wächst das Angebot an ausländischen Arbeitskräften. Asylbewerber und Werkvertrags- und Saisonarbeitnehmer spielen hier aus unterschiedlichen Gründen eine untergeordnete Rolle. Die Verschlechterung der Arbeitsmarktlage betrifft Migranten stärker als deutsche Arbeitnehmer. Seit 1993 nimmt die Zahl der sozialversicherungspflichtig beschäftigten Ausländer kontinuierlich ab; von Mitte 1995 bis Mitte 1996 um 2,4 %, bei den Deutschen nur um 1,0 %. Die Erwerbsquoten der Migrantinnen liegen in allen Altergruppen deutlich unter denen der deutschen Frauen.

Berufliche Stellung

Die Arbeitsmigranten, die zwischen 1955 und 1973 nach Deutschland kamen, gliederten sich am unteren Ende der beruflichen Hierarchie ein. Sie arbeiteten in erster Linie in der industriellen Serienfertigung und in der Schwerindustrie. Auch heute stehen die meisten beruflich nicht wesentlich günstiger da. Allerdings scheint sich die nachfolgende Generation (Tab. 1.2) besser in den Arbeitsmarkt integrieren zu können (vgl. Seifert 1997, S. 579).

Das Bestreben, sich selbständig zu machen, hat sich in den letzten Jahren weiter verstärkt. Dennoch sind ausländische Arbeitnehmer überproportional häufig in besonders belastenden Berufen und im Dienstleistungs- und Angestelltenbereich beschäftigt. In folgenden Berufen liegt der Ausländeranteil über 20 %.

- Köche*,
- Metallerzeuger und -bearbeiter,
- Montierer- und Metallberufe*,
- Gästebetreuer,

Tabelle 1.2 Deutsche und ausländische Erwerbstätige 1993 gegliedert nach der Stellung im Beruf (nach Statistisches Bundesamt 1995, S. 89).

Staats-angehörigkeit	abhängig beschäftigt	selbständig
Deutschland	83,8 %	10,2 %
Ausländer insgesamt	91,8 %	8,2 %
Ausländer aus EU-Staaten	88,3 %	11,7 %

- Hilfsarbeiter,
- Kunststoffverarbeiter*,
- Reinigungsberufe*,
- Bergleute.

Bei den mit einem Stern (*) versehenen Berufen ist der Migrantinnenanteil besonders hoch.

Einkommenssituation

Der durchschnittliche Verdienst von abhängig beschäftigten ausländischen Arbeitnehmern betrug 1995 nur 80 % von dem der deutschen, 1984 waren es noch 84 % (vgl. Seifert 1997, S. 583). Für die unterschiedliche Entlohnung von in- und ausländischen Arbeitnehmern werden folgende Ursachen angeführt.

- geringere Qualifikation,
- überproportionale Beschäftigung in Krisenbranchen,
- geringere Kapitalausstattung des Arbeitsplatzes,
- doppelte Diskriminierung ausländischer Frauen aufgrund von Nationalität und Geschlecht.

Der Einkommensschwerpunkt bei Erwerbstätigen mit ausländischem Pass liegt zwischen 1800 und 2500 DM. 29 % aller Ausländer müssen damit auskommen, aber nur 21 % der Deutschen. Über mehr als 4000 DM verfügen nur 30 % der Ausländer, aber 45 % der Deutschen. Verschärfend kommt hinzu, dass die Migrantenhaushalte in der Regel wesentlich größer sind als die deutschen Haushalte, d. h. mehr Personen müssen mit weniger Geld auskommen. Die Einkommenssituation bei der zweiten Generation sieht etwas günstiger aus. Ihre durchschnittlichen Einkünfte liegen nur unwesentlich unter denen der deutschen Vergleichsgruppe. Die Betrachtung betrifft hier allerdings nur die Berufseinstiegsphase, in der noch relativ wenig nach Bildung und Qualifikation differenziert wird (vgl. Seifert 1997, S. 583).

Arbeitslosigkeit und Sozialhilfe

Migranten und Migrantinnen sind in einem größeren Ausmaß als die deutsche Bevölkerung von Arbeitslosigkeit betroffen. 1996 betrug die Arbeitslosenquote für Ausländer in Westdeutschland 18,9 %; der Abstand zur Gesamtquote aller

Arbeitslosen in Deutschland betrug 8,8 Prozentpunkte und war damit höher als je zuvor. Der Anteil ausländischer Sozialhilfeempfänger lag 1996 bei etwa 20 %, der Anteil an den Gesamtausgaben jedoch nur bei 10 %. Man geht davon aus, je länger ein Migrant in Deutschland ist, um so geringer wird sein Risiko des Sozialhilfebezugs, weil er besser in den Arbeitsmarkt integriert sein dürfte. Aufgrund der Tatsache, dass Sozialhilfebezug ein Ausweisungsgrund sein kann, scheuen sich viele Migranten verständlicherweise, Sozialhilfe zu beantragen. Asylbewerber erhalten keine Sozialhilfe.

Haushaltsgröße und Wohnverhältnisse

Die Qualität der Wohnverhältnisse beeinflusst die gesamte Lebenssituation eines Menschen. Sie wirkt sich beispielsweise aus auf die Art des Zusammenlebens, auf die Erziehung der Kinder und auf die Erholungsmöglichkeiten nach der Schule oder Arbeit. Für Ausländer kommt noch ein wichtiger rechtlicher Faktor hinzu: Ausreichend vorhandener Wohnraum ist die Voraussetzung für Familiennachzug und die Verfestigung des Aufenthaltsstatus. Ebenso wie bei der deutschen Bevölkerung gibt es auch bei den Migranten unterschiedliche Wohnmöglichkeiten und -bedürfnisse. Ein polnischer Erntehelfer wird anders wohnen als ein Arzt aus dem Iran, der bereits viele Jahre mit seiner Familie in Deutschland lebt.
- Die *Haushaltsgröße* liegt bei Ausländern, insbesondere bei Türken, höher als bei deutschen Haushalten (Tab. 1.3). Die Unterschiede haben sich jedoch in der Vergangenheit stark verringert. Die Wohnfläche pro Haushaltsmitglied beträgt in ausländischen Haushalten durchschnittlich 21 m², bei deutschen 33 m².
- Was das *Wohnverhältnis* anbetrifft, so leben 90 % der Ausländer zur Miete, 6,5 % sind Eigentümer (1995), wobei der Anteil der Eigentümer in den letzten Jahren stetig gewachsen ist. Bei den Deutschen sind 55 % Mieter und 43 % Eigentümer.
- Obwohl die Wohnsituation für Migranten vergleichsweise schlechter ist, zahlen sie durchschnittlich einen höheren *Mietpreis* als Deutsche.
- Die *Wohnungsausstattung* ist mit der der deutschen Bevölkerung vergleichbar, wenn auch etwas seltener Zentralheizung und Balkon/Terrasse vorhanden sind.

Bei der subjektiven Einschätzung ihrer Wohnsituation zeigten sich 70 % der Ausländer sehr zufrieden oder zufrieden.

Tabelle 1.**3** Ausländer und Deutsche nach Haushaltsgröße (nach Bundesministerium für Arbeit und Sozialordnung: Repräsentativuntersuchung 1995).

Haushaltsgröße	Ausländer	Deutsche
1 Person	16,9 %	18,6 %
2 Personen	22,6 %	33,6 %
3 Personen	18,7 %	21,5 %
4 Personen	25,0 %	18,1 %
5 und mehr Personen	16,5 %	8,2 %

1.2 Aspekte gesellschaftlicher Eingliederung und Ausgrenzung von Migranten

1.2.1 Soziale Integration

„Der Gedanke der Integration ist die Leitidee aller Maßnahmen und Schritte, die die Situation von Migrantinnen und Migranten in der Bundesrepublik verbessern sollen," lautet ein Leitsatz der Beauftragten der Bundesregierung für Ausländerfragen (1997). Dabei bewegt sich Integration – ähnlich wie die Pflege im Sunrisemodell von Leininger (vgl. S. 40) – immer im Spannungsfeld zwischen absoluter Assimilation (Anpassung) und gänzlicher Beibehaltung kultureller Gepflogenheiten (Tab. 1.4).

Integration ist ein *zweiseitiger Prozess:* Die Gesellschaft muss die Integrationsanforderungen deutlich formulieren und die Migranten müssen Integrationsbemühungen unternehmen. Der „Integrationsgrad" lässt sich nicht einfach durch bestimmte häufig herangezogene Indikatoren (z. B. Integration in den Arbeitsmarkt oder Mitgliedschaft in Vereinen und Gewerkschaften) messen. Nach einer solchen Checkliste beurteilt, würden auch viele Deutsche durchfallen.

Im Folgenden soll das Augenmerk nun auf zentrale Bedingungen für die gesellschaftliche Integration von Migranten gerichtet werden.

Sprachkenntnisse

Die Beauftragte der Bundesregierung für Ausländerfragen, Cornelia Schmalz-Jakobsen, richtet in ihrem dritten Bericht über die Lage der Ausländer in der Bundesrepublik Deutschland (1997a, S. 35) an die Migranten die Erwartung, die deutsche Sprache zu erlernen. „Voraussetzung für Gleichberechtigung und Chancengleichheit sind Lebensverhältnisse, bei denen eine Person mit ihrer Umwelt in Beziehung treten kann, sich so als Mitglied einer Gesellschaft und nicht als deren Fremdkörper fühlt" (a.a.O.).

Für Migranten ist das Erlernen der deutschen Sprache wichtig,

- um einen Zugang zum Arbeitsmarkt zu erhalten und um die berufliche Position zu verbessern;
- um sich Kontakte zu Deutschen oder anderen Zuwanderergruppen zu ermöglichen;
- um sich in Deutschland politisch informieren zu können bzw. an der politischen Willensbildung teilzuhaben;
- um auch „zwischen den Zeilen lesen" zu können, d. h. um Wertungen und Deutungen verstehen zu können, die nur indirekt durch Sprache vermittelt werden.

Mehr als die Hälfte der Ausländer aus Mittelmeerländern schätzen ihre Deutschkenntnisse als gut ein. Bei der zweiten Generation sind kaum noch Sprachhindernisse vorhanden. Bei ausländischen Frauen und bei türkischen Zuwanderern ist die Sprachkompetenz unterdurchschnittlich (vgl. Seifert 1997, S. 585). Eine Ursache hierfür mag die Tatsache sein, dass ein Großteil der Migranten

Tabelle 1.4 Gegensätzliche Positionen beim Verständnis von Integration.

Forderung der totalen Anpassung	Integrationspolitik gilt als rassistisch
<ul><li>an Sitten und Gebräuche;</li><li>an hier übliche Formen des täglichen Lebens;</li><li>Übernahme von Normen und Werten;</li><li>Einbürgerung.</li></ul>	<ul><li>Ablehnung der Integrationsförderung;</li><li>Ermöglichung der Beibehaltung und Pflege der kulturellen Eigenarten;</li><li>Bereitstellung der dazu nötigen Infra- und Förderstruktur</li></ul>

Produktionsarbeiten ausführt, für die deutsche Sprachkenntnisse nicht vonnöten sind; auch im Dienstleistungsbereich sind minimale Sprachkenntnisse vielfach ausreichend (vgl. Khoshrouy-Sefat 1984, S. 393).

Mangelnde Sprachfertigkeit kann für Migranten zu unterschiedlichen Problemen führen: Unsicherheit, Abhängigkeits- und Minderwertigkeitsgefühle; Eltern erleiden einen Autoritätsverlust genüber ihren Kindern, weil sie ihnen z. B. bei schulischen Fragen nicht helfen können. Ist das Sprachniveau bei ausländischen Erwachsenen hoch, so wird damit deren Kindern die Sprachentwicklung erleichtert. Ebenso wichtig für die Sprachentwicklung der Kinder ist eine positive Einstellung der Eltern zur deutschen Sprache. Der Sprachlernprozess wird – für Erwachsene wie für Kinder – durch häufigen Kontakt zu Muttersprachlern erleichtert. Es wird deutlich, dass sich das Erlernen der deutschen Sprache und der Kontakt zu Deutschen gegenseitig bedingen.

Sprachkurse

Seit 1974 gibt es den Sprachverband „Deutsch für ausländische Arbeitnehmer e.V.", der vom Bundesministerium für Arbeit und Sozialordnung getragen wird. Er stellt ein umfangreiches, zielgruppenorientiertes Sprachkursangebot bereit. Zum Beispiel werden spezielle Frauenkurse mit Kinderbetreuung angeboten. Darüber hinaus gibt es Sprachkurse vom Goethe-Institut und von den Volkshochschulen.

Einbürgerung

Wie die Aufenthaltsdauer in Deutschland ist auch der Erwerb der deutschen Staatsbürgerschaft ein wichtiger Gradmesser für die Integration von Ausländern. Das Staatsangehörigkeitsrecht basiert auf dem Abstammungsprinzip, d. h. mindestens ein Elternteil muss deutsch sein. Um die deutsche Staatsbürgerschaft annehmen zu können, muss ein ausländischer Migrant die Staatsbürgerschaft seines Herkunftslandes aufgeben. Dieser Sachverhalt ist sehr umstritten und wird seit einiger Zeit im Bundestag diskutiert. Seit 1991 ist die Einbürgerung vor allem für Migranten mit langer Aufenthaltsdauer und für jüngere Bürger mit ausländischem Pass erleichtert wor-

den, was zu einem Anstieg der Einbürgerungen geführt hat. Ein großer Teil der hier lebenden Migrantengruppen hat einen Rechtsanspruch auf Einbürgerung. Der weitaus überwiegende Teil nimmt ihn jedoch nicht wahr, weil keine duale Staatsbürgerschaft möglich ist (vgl. Seifert 1997, S. 587f.).

Soziale Beziehungen und kulturelle Aspekte

Soziale Beziehungen beeinflussen in hohem Maße die individuell empfundene Lebensqualität. Sie haben „nicht nur die Funktion eines privaten Hilfenetzes im Falle einer Unterstützungsbedürftigkeit, sondern tragen entscheidend zur sozial-emotionalen Stabilität des einzelnen bei," lautet eine Erkenntnis des Bundesministeriums für Arbeit und Sozialordnung (1992, S. 69). Im Zusammentreffen unterschiedlicher kultureller Einflüsse liegt eine Quelle kreativer Erneuerung. Persönliche Kompetenzen, wie zum Beispiel die Fähigkeiten zu Neugierde, Toleranz und zu unkonventionellen Problemlösungen, können gestärkt werden.

Im Folgenden werden exemplarisch zwei Aspekte sozialer Beziehungen von in Deutschland lebenden Migranten angesprochen.

Freizeitverhalten

Wie und mit wem ausländische Personen ihre Freizeit verbringen, ist abhängig von verschiedenen Faktoren, wie z. B. Alter, Nationalität, Religionszugehörigkeit und nicht zuletzt von den jeweiligen persönlichen Interessen, und lässt sich daher nur schwer verallgemeinern. So gaben 1995 mehr als die Hälfte der in Deutschland lebenden 15- bis 24jährigen mit türkischer, italienischer und griechischer Staatsangehörigkeit an, in ihrer Freizeit täglich oder mehrmals die Woche Kontakte zu Deutschen zu haben. Rund 12 % haben in der Freizeit keinen Kontakt zu Deutschen. In Jugendverbänden sind sie jedoch stark unterrepräsentiert. Eher nehmen sie Angebote wahr, die sich speziell an Jugendliche einer bestimmten Ethnie oder Religion wenden. Darüber hinaus entstehen vermehrt türkisch geführte Kneipen und Diskotheken, die sich an den Bedürfnissen der türkischen Jugendlichen orientieren. Ältere

Türkinnen und Türken verbringen ihre Freizeit außer Haus in erster Linie mit Freunden und Bekannten (überwiegend gleicher Herkunft und gleichen Geschlechts), während ältere Italiener in der Mehrzahl einen gemischten Freundeskreis haben. Beliebt sind – nach Auskunft des Bundesministeriums für Arbeit und Sozialordnung – auch nationalitätenspezifische Kultur- und Heimatvereine.

Religion

Migranten in Deutschland gehören vor allem der katholischen Kirche, den orthodoxen Kirchen und dem Islam an. Durch osteuropäische Zuwanderer erfahren die jüdischen Gemeinden einen Zuwachs. Nach den beiden großen christlichen Religionen stellt der Islam in Deutschland die drittgrößte Glaubensgemeinschaft dar (2,7 Millionen Anhänger). Zu beachten ist jedoch, dass – bedingt durch die unterschiedliche Herkunft der Zuwanderer – innerhalb der großen Religionsgemeinschaften eine immense Vielfalt herrscht. Häufig sind Gemeinden nach Herkunftsländern organisiert und folgen einem eigenen Ritus in der Landessprache. Für die Pflege bedeutet dies, dass religiöse Bedürfnisse von Patienten stets individuell erhoben werden müssen und nicht pauschal z. B. von „den" Muslimen ausgegangen werden kann. Auch sollten islamische Fundamentalisten (extrem streng an den Gesetzen des Islam festhaltende Gläubige, die zum Teil ihre Ziele mit Gewalt verfolgen) nicht mit der islamischen Religion oder der Lebenspraxis von Muslimen in Deutschland gleichgesetzt werden. Da die Religionsgemeinschaften neben ihren Riten oft auch Sprachkurse, Jugendarbeit, seelsorgerische und andere Beratungen anbieten, dürfen sie in ihrer integrativen Funktion nicht unterschätzt werden.

1.2.2 Ursachen für gesellschaftliche Absonderung (Segregation) und mangelnde Integration

In Kapitel 1.1.2 wurde deutlich, dass die berufliche Integration der Migranten langsam voranschreitet. Anders sieht es bei der sozialen Integration – der Eingliederung in die Gesellschaft – aus. Obwohl durchschnittlich bessere Sprachkennt-nisse vorhanden sind und sich die Aufenthaltsdauer verlängert hat, sind die sozialen Beziehungen zwischen Einheimischen und Zuwanderern nicht intensiver geworden. Es waren in den vergangenen Jahren eher Tendenzen zur Desintegration und Segregation (Absonderung) erkennbar. Interethnische Freundschaftsbeziehungen sind stark zurückgegangen (vgl. Seifert 1997, S. 585f.).

Einstellungen der Ausländer gegenüber den Deutschen

Ebenso wie die Integration ist auch die Segregation ein *zweiseitiger Prozess:* Die Gesellschaft kann Zuwanderer ausgrenzen und diese können sich gegenüber der Gesellschaft abgrenzen. Integrationsbarrieren auf der einen Seite werden zu Segregationsmechanismen auf der anderen Seite.

- Fehlende Deutschkenntnisse sind ein dauerhafter Segregationsmechanismus. Sie wirken sich meist auch negativ auf die Kinder von Migranten aus.
- Das Empfinden, Deutsche/r zu sein, ist bei den Migranten seltener geworden. Dieser geringere Identifikationsgrad kann zum einen auf gesellschaftliche Schließungstendenzen, insbesondere seit der Wiedervereinigung, zum anderen aber auch auf ein gewachsenes ethnisches Selbstbewusstsein der Zuwanderer zurückgeführt werden.
- Sowohl bei den Deutschen als auch bei den Migranten gibt es einzelne und Gruppen, die die eigene nationale, kulturelle oder religiöse Zugehörigkeit überhöhen.
- Politische Konflikte im Herkunftsland können bei Migranten zur Identifikation mit einer der beiden Konfliktparteien führen, was wiederum Segregationsprozesse zur Folge haben kann (z. B. türkisch-kurdischer Konflikt).
- Migranten bevorzugen verstärkt den Umgang mit Menschen, die der gleichen Kultur angehören und die gleiche Muttersprache sprechen; immer mehr ziehen es vor, in Wohnvierteln mit überwiegend ausländischer Bevölkerung zu leben. Obwohl viele Ausländer annehmen, dass Deutsche sich Kontakte zu ihnen wünschen, haben doch zwischen 54 % (Türken) und 41 % (Griechen) kein Interesse an Freizeitkontakten mit Deutschen.

Einstellung der Deutschen gegenüber Ausländern

Bereits der vorangehende Abschnitt zeigte teilweise die Einstellungen Deutscher gegenüber Migranten auf. Hier nun weitere Punkte, die die Haltung der Deutschen charakterisieren.

- Fremdenfeindlichkeit, Diskriminierung und unzureichende Integration von kulturellen Kompetenzen führen zur Ausgrenzung bestimmter Gruppen und als Reaktion zu deren Rückzug.
- Ausländer werden immer noch oder wieder als „Gäste" angesehen, die nur vorübergehend hier sind. Diese Einstellung verhindert ein Problembewusstsein, das die Grundlage für die Entwicklung einer besseren Perspektive für Migranten in Deutschland darstellt.

Im Folgenden sollen einige konkrete Daten und Indikatoren genannt werden. Das Statistische Bundesamt (1997, S. 457–467) hat für seine Erhebungen exemplarisch vier Zuwanderergruppen ausgewählt: die Italiener (EU-Bürger, westeuropäischer Kulturkreis) und die Türken (Nicht-EU-Bürger, anderer Kulturkreis), die Asylsuchenden und die deutschstämmigen Aussiedler.

Insgesamt hat sich gezeigt, dass die Deutschen am ehesten den *Zugang* von EU-Arbeitnehmern befürworten, wenn auch nicht uneingeschränkt. Am wenigsten halten sie von der *Immigration* von Nicht-EU-Arbeitnehmern. 12 % (Westdeutsche) bzw. 38 % (Ostdeutsche) sind für eine völlige Unterbringung des Zuzugs. Bei der *Befürwortung gleicher Rechte* für Deutsche und Zuwanderer sind die Meinungen in Ost und West etwa ausgeglichen. Ein Großteil stimmt der Gleichberechtigung für Italiener und Aussiedler eher zu und lehnt sie für Türken und Asylbewerber eher ab (Abb. 1.8).

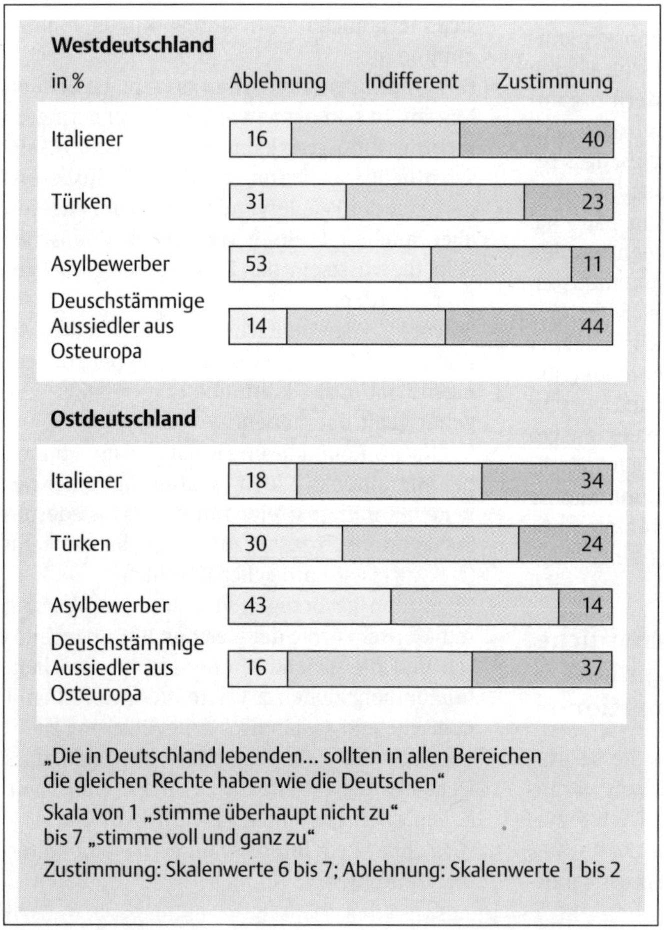

Abb. 1.8 Einstellung zur Gleichberechtigung der in Deutschland lebenden Zuwanderergruppen (nach Statistisches Bundesamt; Datenbasis: Allbus 1996).

Westdeutschland

in %   Ablehnung   Indifferent   Zustimmung

Italiener	16		40
Türken	31		23
Asylbewerber	53		11
Deuschstämmige Aussiedler aus Osteuropa	14		44

Ostdeutschland

Italiener	18		34
Türken	30		24
Asylbewerber	43		14
Deuschstämmige Aussiedler aus Osteuropa	16		37

„Die in Deutschland lebenden… sollten in allen Bereichen die gleichen Rechte haben wie die Deutschen"

Skala von 1 „stimme überhaupt nicht zu" bis 7 „stimme voll und ganz zu"

Zustimmung: Skalenwerte 6 bis 7; Ablehnung: Skalenwerte 1 bis 2

Die *soziale Distanz* zwischen Deutschen und Zuwanderern wurde untersucht mit der Frage, ob ein Nachbar bzw. ein Familienmitglied aus den jeweiligen Zuwanderergruppen angenehm wäre. Am geringsten stellte sich die soziale Distanz gegenüber den Italienern, gefolgt von den Aussiedlern, Türken und Asylbewerbern dar. Im Osten Deutschlands ist die Distanz zu den „Gastarbeitern" (Türken, Italiener) der alten Bundesländer etwas größer als im Westen, was daran liegen mag, dass Fremdheitsgefühle in Ermangelung von Kontaktgelegenheiten kaum abgebaut werden können. Insgesamt steht jedoch ein großer Teil der Befragten einer Minderheitengruppe in ihrer Nachbarschaft neutral gegenüber.

Betrachtet man die Einstellungen der einzelnen deutschen Bevölkerungsgruppen, so wird deutlich, dass das Bild den Indikatoren der Fremdenfeindlichkeit ähnlich ist. Je älter die Befragten, je niedriger ihre Schulbildung und je größer ihr Nationalstolz, desto ablehnender und restriktiver stehen sie Ausländern gegenüber.

1.3 Daten zum Gesundheitszustand von Migrantinnen und Migranten

Dem 3. Bericht der Ausländerbeauftragten der Bundesregierung (1997) zufolge ist der Gesundheitszustand der ausländischen Einwohner Deutschlands schlechter als der der deutschen Einwohner. Auch die Migranten selbst schätzen ihre gesundheitliche Situation schlechter ein als die der Deutschen. Im Rahmen einer Befragung älterer ausländischer Frauen und Männer stuften 45 % der Interviewten ihren Gesundheitszustand als schlecht ein. Im Vergleich zu älteren Deutschen leiden Migranten wesentlich öfter an physischen und psychischen Erkrankungen und an Behinderungen.

1.3.1 Schwierigkeiten bei der Beurteilung der gesundheitlichen Situation

Bei der Beurteilung der gesundheitlichen Situation von Migranten in Deutschland treten Schwierigkeiten auf verschiedenen Ebenen auf: zum einen im Bereich der Datenerhebung, zum anderen auf der Mikroebene im Bereich der Informationsvermittlung sowohl von seiten der Ausländer als auch von seiten der im Gesundheitswesen Tätigen.

Mängel bei der Datenerhebung

Zum deutschen Gesundheitswesen werden jährlich unzählige Daten erhoben und veröffentlicht. Es gibt Statistiken über Krankenhäuser, Bettenzahlen, Pflegetage, Patientenbewegung, Pflegepersonal, Medizinerausbildung und vieles andere mehr. Leider sind repräsentative Studien über Aspekte des Gesundheitszustandes von Migranten sehr selten. Bei den erhobenen Daten, z. B. zur stationären oder ambulanten Behandlung oder zur Epidemiologie, wird meist nicht zwischen deutscher und ausländischer Bevölkerung unterschieden.

Die WHO definiert *Gesundheit* als einen Zustand des körperlichen, psychischen und sozialen Wohlbefindens. Legt man dieses Verständnis von Gesundheit zugrunde, so wird deutlich, dass viele der in Kapitel 1.1.2 beschriebenen Aspekte für die gesundheitliche Verfassung der Migranten von Bedeutung sind. Es sind also nur eingeschränkte Aussagen möglich. Man kann beispielsweise vom Ausländeranteil der Bevölkerung und deren Altersstruktur Rückschlüsse ziehen auf den Anteil pflegebedürftiger ausländischer Patienten in Krankenhäusern und Sozialstationen bzw. Bewohner in Altenheimen. Diese Zahlen sind aber nicht repräsentativ.

Kommunikationsprobleme im weitesten Sinne

Grundsätzlich sollte man dem Kriterium „kultureller Unterschied" als einzigem Unterscheidungsmerkmal kritisch gegenüberstehen, weil auch andere Kriterien für den Gesundheitszustand eine Rolle spielen, u. a. ökonomische Faktoren (vgl. Habermann 1996, S. 129). Würde man beispielsweise die Gruppe aller Lehrer oder aller Sozialhilfeempfänger bezüglich ihres Gesundheitszustandes mit der Gesamtbevölkerung vergleichen, so sähen die Ergebnisse sicherlich auch unterschiedlich aus.

Dennoch entstehen aus der spezifischen Situation der Migranten heraus spezifische Probleme bei der medizinischen, pflegerischen und psychosozialen Versorgung:

- die Informationen über bestehende Angebote sind defizitär;
- es bestehen sprach- oder kulturbedingte Zugangsbarrieren zu den verschiedenen Diensten;
- in Krankenhäusern, Altenheimen, Beratungsstellen usw. mangelt es an ausländischen Fachkräften;
- transkulturelle Aus- und Weiterbildungsinhalte werden in den Gesundheitsfachberufen zum Teil gar nicht oder in zu geringem Umfang vermittelt.

Das größte Problem stellen sprachliche Verständigungsschwierigkeiten dar. Sie erschweren die Anamnese und damit auch die Diagnose, in der Medizin wie in der Pflege. Sehr oft wird Non-Compliance (Patient hält sich nicht an die Therapierichtlinien) beobachtet, die meist auf Missverständnissen oder Verunsicherung beruht. Quelle vieler Missverständnisse zwischen Pflegenden und Patienten sind die kulturbedingt unterschiedlichen *Auffassungen von Kranksein und Krankheit*. Wenn z. B. ein deutscher Patient sagt, sein Fuß schmerze, würde ein Patient aus einer südeuropäischen oder kleinasiatischen Gesellschaft möglicherweise sagen: „Ich kann nicht gehen, alles tut weh." Dies ist zurückzuführen auf ein eher ganzheitliches Krankheitsverständnis. Krankheit ist nicht nur ein Mangel an Gesundheit und an ein bestimmtes Symptom gebunden, sondern erfasst den ganzen Körper. Stellt der Arzt im genannten Beispiel jetzt noch weitere anamnestische Fragen, wird ihm das vom Patienten eventuell als Misstrauen oder fachliche Unsicherheit ausgelegt (vgl. Tan 1990, S. 242).

1.3.2 Häufige Gesundheitsprobleme und deren Ursachen

Psychosoziale Belastungen

Besondere psychosoziale Belastungen entstehen bei Migranten durch das Leben in ei   „fremden" Land (s. Zeitungsausschnitt). Sie können sich isoliert, ausgegrenzt, abgelehnt fühlen. Oft wirken familiäre Trennungssituationen belastend. Viele Migranten haben Schwierigkeiten, ihre eigene Zukunft zu planen; sie schwanken zwischen Bleiben-Wollen und Rückkehrabsichten.

„Sie kommen meist kerngesund aus ihren Heimatländern in die Bundesrepublik Deutschland und werden hier schnell zu der für Krankheiten aller Art anfälligen Bevölkerungsgruppe: die Arbeiter aus fremden Ländern und ihre Familienangehörigen. Die Statistiken über Fehlzeiten am Arbeitsplatz, über meldepflichtige Krankheiten und Mütter- und Säuglingssterblichkeit belegen dies eindeutig ... Fest stehe, dass etwa die Arbeitsmoral der Ausländer nicht schlechter sei und sie nicht häufiger ‚blaumachen', was statistisch auch als ‚Krankheit' gewertet werde."

Ausschnitt aus der *Frankfurter Allgemeinen Zeitung* vom 31. August 1983 (zitiert nach Khoshrouy-Sefat 1984, S. 393):

> „Sie kommen meist kerngesund aus ihren Heimatländern in die Bundesrepublik Deutschland und werden hier schnell zu der für Krankheiten aller Art anfälligen Bevölkerungsgruppe: die Arbeiter aus fremden Ländern und ihre Familienangehörigen. Die Statistiken über Fehlzeiten am Arbeitsplatz, über meldepflichtige Krankheiten und Mütter- und Säuglingssterblichkeit belegen dies eindeutig ... Fest stehe, daß etwa die Arbeitsmoral der Ausländer nicht schlechter sei und sie nicht häufiger ‚blaumachten', was statistisch auch als ‚Krankheit' gewertet werde."

Psychosomatische und funktionelle Störungen

Schlechte Arbeits- und Wohnbedingungen können zu psychosomatischen und funktionellen Störungen führen. Die Angst vor ausländerfeindlichen Übergriffen und die Erniedrigung durch alltägliche Diskriminierungen müssen verarbeitet werden. Die Migration erfordert darüber hinaus meist eine Anpassung an ein anderes Klima, einen anderen Lebensrhythmus und an andere Ernährungsmöglichkeiten. Insgesamt erkranken

Migranten sehr häufig an Magen-Darm-Ulzerationen. In der Gruppe der Asylsuchenden befinden sich mitunter Folteropfer und traumatisierte Flüchtlinge, die einer besonderen psychologischen Betreuung bedürfen.

Arbeitsbedingte Erkrankungen

Krankheiten des *Skelett- und Stützapparates* und *chronische Erkrankungen* treten bei Migranten häufiger und früher auf, was darauf zurückzuführen ist, dass ausländische Arbeitnehmer öfter als Deutsche Arbeiten leisten, die mit schwerem Heben und Tragen, mit Dämpfen, Lärm- und Staubbelastung und Wechselschicht verbunden sind. Hierin mag ein Grund dafür liegen, dass Migranten zu einem erheblich höheren Anteil als Deutsche *frühberentet* werden. Darüber hinaus erleiden ausländische Arbeitnehmer häufiger behandlungsbedürftige *Arbeitsunfälle*.

Erkrankungen im Kindesalter

Kinder mit ausländischem Pass haben eine höhere *Unfallrate*. Sie ist zurückzuführen auf beengte Wohnverhältnisse, auf das Wohnen in weniger kindgerechten Umgebungen und auf unvorsichtiges Verkehrsverhalten. Kinder von Migranten leiden häufiger an Atemwegs- und Harnwegsinfektionen und an Infektionen des Magen-Darm-Traktes. 1993 wurden 220 *Tuberkulose-Fälle* bei Kleinkindern gemeldet. 122 Betroffene waren Kinder ausländischer Eltern.

1.3.3   Indikatoren des Gesundheitszustandes

Wie bereits oben angesprochen, wird die Staatsangehörigkeit bei der Datenerhebung im Gesundheitswesen nur selten miterfasst. Einige der verfügbaren Indikatoren für die gesundheitliche Verfassung des ausländischen Bevölkerungsanteils sollen im folgenden dargestellt werden.

Säuglings- und Müttersterblichkeit

Von 1000 lebend geborenen Kindern ausländischer Eltern starben 1995 im Schnitt 6,5 Kinder, bei den deutschen waren es nur 5,1. Im Vergleich liegt die Sterblichkeit ausländischer Säuglinge und Kleinkinder um 20 % höher. Die Rate der Tot-

geborenen ist ein wichtiger Indikator für den gesundheitlichen Standard eines Landes. Von 1000 Lebend- und Totgeborenen kamen 1995 5,9 ausländische Kinder tot zur Welt, hingegen nur 4,2 deutsche. Die perinatale Sterblichkeit ist bei ausländischen Kindern insgesamt höher als bei deutschen Kindern (Daten: Bundesminister für Gesundheit [Hrsg.] 1997, S. 165). Die Rate der Müttersterbefälle bei Migrantinnen war 1995 doppelt so hoch wie bei den deutschen Frauen. Seit 1991 nimmt die Müttersterblichkeit der Ausländerinnen leicht ab.

Vorsorgeuntersuchungen

Migrantinnen nehmen die Schwangerschaftsuntersuchungen in sehr viel geringerem Ausmaß in Anspruch als deutsche Frauen. In vielen Fällen erfolgt die Erstuntersuchung später und die Anzahl der Untersuchungen in der Schwangerschaft ist geringer. Besonders schwach ist die Teilnahme bei Schwangeren aus Osteuropa. Die Vorsorgeuntersuchungen (U1–9) für Säuglinge und Kleinkinder werden bei den U1 und U2 von Migranten wie von Deutschen im gleichen Umfang wahrgenommen. U1 und U2 werden meistens noch während des postnatalen Klinikaufenthalts durchgeführt. Bei den folgenden Untersuchungen sinkt die Beteiligung ausländischer Eltern deutlich ab.

Impfprophylaxe

Bei den Einschulungsuntersuchungen wird u. a. der Impfstatus der Kinder erhoben. Bei einer Erhebung in Bielefeld im Jahre 1991 erwiesen sich rund 17 % der deutschen und 52 % der ausländischen Schulanfänger als unvollständig geimpft. In Baden-Württemberg stellte sich heraus, dass der Anteil der gänzlich ungeimpften Schulanfänger zwar gering ist, jedoch bei den Kindern mit ausländischem Pass etwa doppelt so hoch wie bei den deutschen.

Die drei genannten Beispiele zeigen, dass Migranten präventive Angebote seltener wahrnehmen als Deutsche. Als Ursachen kommen u. a. mangelnde zielgruppenorientierte Information, aber auch kulturell-religiöse Gründe in Betracht. So ist es einer türkischen Frau oft nicht erlaubt, sich von einem Gynäkologen untersuchen zu lassen. Das Angebot an niedergelassenen Frauenärztinnen ist jedoch beschränkt.

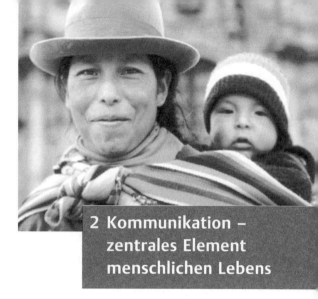

2 Kommunikation – zentrales Element menschlichen Lebens

Der Mensch ist als soziales Wesen auf Kommunikation angewiesen. Den größten Teil unserer Zeit verbringen wir mit anderen Menschen, durch Kommunikation entstehen zwischenmenschliche Beziehungen, die sowohl unser Privat- als auch unser Berufsleben beeinflussen. Wir kommen mit Verkäufern, Busfahrern, Nachbarn oder Polizisten zusammen; mit Menschen, die uns völlig fremd sind, die wir täglich an unserem Arbeitsplatz treffen oder die zu unserer Familie gehören und mit denen wir erfolgreich kommunizieren möchten, damit ein Miteinander gelingt. Kommunikative Kompetenz wird hinsichtlich des beruflichen Bereiches vor allem in den Dienstleistungsberufen gefordert, wo es hauptsächlich um den Umgang mit anderen Menschen geht.

Für die *Krankenpflege* schreibt Juchli (1997, S. 444): „Kommunikation ist als Schlüsselelement der Pflege eine Fähigkeit, die gelernt und eingeübt werden muss."

PRAXIS-TIPP Kommunikative Kompetenz wird als Schlüsselqualifikation in den pflegenden Berufen betrachtet. Sie ist einerseits in der Beziehung Patient-Pflegeperson entscheidend für das Wohlbefinden des Patienten, andererseits für die Verständigung der verschiedenen Berufsgruppen im Gesundheitswesen essentiell. ■

Kommunikation, als ein Hauptelement in der Pflege, findet sich beispielsweise unter den Bezeichnungen:

- Aktivität,
- Bedürfnis,
- Teil der mitmenschlichen Beziehung,
- Handlung oder
- Fähigkeit

in allen Pflegetheorien bzw. Pflegemodellen (vgl. Marriner-Tomey 1992).

Vor allem die sogenannten Interaktionsmodelle (Steppe 1989, S. 260) stellen die Beziehung Patient-Pflegeperson in den Mittelpunkt. Bei Orlando Pelletier liegt der Schwerpunkt auf den prozesshaften Aspekten pflegerischer Interaktion. Kommunikation dient dazu, den Hilfebedarf eines Patienten zu erkennen; Ausgangspunkt der Pflegehandlung ist das beobachtbare Verhalten (verbale und nonverbale Äußerungen) des Patienten (vgl. Mischo-Kelling u. Wittneben 1995, S. 50f).

Peplaus Modell der Psychodynamischen Krankenpflege (Mischo-Kelling u. Wittneben 1995, S. 43f) unterscheidet vier Schlüsselkonzepte:

- Wechselseitigkeit,
- Phasenbezogenheit,
- Bedürfnisse und Stufen der Angst,
- Interpersonales Lernen.

Pflege wird dann notwendig, wenn ein Patient einen pflegerischen Hilfebedarf zum Ausdruck bringt. Darauf entwickelt sich ein Beziehungsprozess zwischen Patient und Pflegeperson. Peplau nennt an wichtigsten Fähigkeiten der Pflegeperson in diesem Prozess (Steppe 1990, S. 769):

- Beobachtung,
- Kommunikation,
- Berichterstattung.

In Kings Zielerreichungstheorie (Marriner-Tomey 1992, S. 505f) sind die grundlegenden Konzepte:
- Interaktion,
- Kommunikation,
- Transaktion,
- Rolle,
- Stress,
- Entfaltung,
- Entwicklung,
- Zeit,
- Raum.

Interaktion wird definiert als ein Prozess der Wahrnehmung und Kommunikation, Pflege als ein über kommunikative Verständigung vermittelter Interaktionsprozess.

Die Selbstfürsorge-Defizit-Konzeption der Pflege nach Orem (Botschafter u. Moers 1991, S. 701f) setzt besonders im unterstützend-erzieherischen Bereich ein hohes Maß an Kommunikation voraus. Der Patient erhält vor allem Information, Anleitung und seelische Unterstützung, wenn er sonst alle Maßnahmen der Selbstfürsorge durchführen kann.

Herausgegriffen und erläutert werden soll noch das Modell von Roper, Logan und Tierney hinsichtlich der Lebensaktivität Kommunizieren, denn hier finden wir im Rahmen einer allgemeinen Pflegetheorie einige grundlegende Hinweise zur Thematik dieses Buches. Die Aktivität des Kommunizierens ist ein wesentlicher Bestandteil jedes menschlichen Verhaltens: „Der Mensch ist im Grunde genommen ein soziales Wesen und verbringt den größten Teil des Tages damit, mit anderen Menschen in irgendeiner Form zu kommunizieren" (Roper et al. 1987, S. 181). Der Zweck des Kommunizierens besteht hauptsächlich in drei Funktionen:
- Überleben,
- zwischenmenschliche Beziehungen,
- Information.

Die Dimension *Überleben* bezieht sich auf die Durchführung der verschiedenen Lebensaktivitäten, wie z. B. den Einkauf von Nahrungsmitteln oder Kleidungsstücken. *Zwischenmenschliche Beziehungen* sind von Beginn des Lebens an notwendig, um z. B. Urvertrauen zu entwickeln. Die Aufnahme und Aufrechterhaltung der zwischenmenschlichen Beziehungen ist an Kommunikation gebunden. *Information* bedeutet hinsichtlich des Zweckes von Kommunikation den Austausch

von Information, ein Aspekt, der uns täglich zum Beispiel in der Familie, der Schule, bei der Arbeit und im Umgang mit den verschiedenen Medien begleitet.

Faktoren, die das Kommunizieren eines Menschen beeinflussen sind:
- Entwicklungsstufe;
- physische Faktoren: Hören, Sehen, Sprechen, Lesen, Schreiben, Gestik;
- psychische Faktoren: Intelligenz, Selbstvertrauen/Nervosität, Selbstachtung, vorherrschende Stimmungslage, Fähigkeit, ein Gespräch zu beginnen;
- sozio-kulturelle Faktoren: Muttersprache, Dialekt, Wortschatz, persönliche Erscheinung/Kleidung, Verhaltensmuster in Bezug auf Berührungen/Blickkontakt/Gestik;
- Umgebungsfaktoren: Art/Größe des Raumes, Anordnung der Stühle, Hintergrundgeräusche, Beleuchtung, Temperatur;
- individuelle Gewohnheiten;
- Hilfsmittel zum Kommunizieren: Brille, Hörgerät.

Insgesamt wird der Aktivität des Kommunizierens ein sehr hoher Stellenwert beigemessen und man kommt zu dem Schluss, dass „Kommunikationsprobleme mit großer Wahrscheinlichkeit zur Verschlimmerung von Problemen mit anderen Lebensaktivitäten führen können" (S. 226). Dabei ist mit den größten Kommunikationsproblemen bei jenen Patienten zu rechnen, die nicht die Landessprache sprechen.

FALLBEISPIEL

Dazu folgendes Fallbeispiel einer türkischen Mutter und ihres Sohnes. Zusätzlich zu den sprachlichen Verständigungsschwierigkeiten kommt bei diesem Beispiel hinzu, dass türkische Eltern allgemein nicht gerne zugeben, etwas nicht verstanden zu haben, um den Erklärenden nicht zu beleidigen (Moll 1994, S. 146):
„Ein neunjähriger Junge kam mit dem Verdacht auf Nahrungsmittelallergie in das Krankenhaus. Die Mutter war sehr besorgt und ängstlich. Sie erzählte der Sozialberaterin nach zwei Tagen sehr aufgebracht, dass man im Krankenhaus ihr Kind verhungern lasse. Sie könne das nicht zulassen und habe deshalb von zu Hause gutes Essen mitgebracht. Die Schwestern hätten das bemerkt

und mit ihr geschimpft. Im Gespräch stellte sich heraus, dass die Mutter im besten Wissen gehandelt hatte. Zwar war ihr vom Arzt und auch von den Schwestern erklärt worden, dass ihr Sohn wahrscheinlich eine Nahrungsmittelallergie habe und zur Zeit getestet werden müsse, welche Nahrung er vertrage und welche nicht, aber die Mutter hatte die Therapie in ihrer ganzen Tragweite nicht verstanden. Die Sozialberaterin traf die Mutter erst am zweiten Tag des Aufenthaltes, sie war also bei dem ersten Arztgespräch nicht anwesend. Die Sozialberaterin konnte der Mutter nun die Art der Behandlung erklären und sie beruhigen. Die Reaktion der Mutter war typisch: „Hätte ich das doch früher gewusst, dann hätte ich meinem Kind doch kein Essen mitgebracht, das ihm vielleicht schaden könnte. Ich bin froh, dass ich jetzt Bescheid weiß."

Da Kommunikation ein wesentliches Element in der Pflege darstellt, soll im folgenden Abschnitt ein Überblick über grundlegende Erkenntnisse und Forschungsergebnisse hinsichtlich der menschlichen Kommunikation gegeben werden, die uns Aufschluss über das konkrete pflegerische Handeln im Umgang mit ausländischen Patienten geben können.

2.1 Kommunikation: Was ist das?

Gehm (1994, S.24) bezeichnet das Führen von Gesprächen als einen ziemlich komplizierten Vorgang: Menschen mit ihren eigenen Erfahrungshintergründen, Biographien versuchen einander Nachrichten zu übermitteln. Die Worte, die dabei ausgetauscht werden, scheinen nur ein kleiner Bestandteil des Gespräches zu sein. Hinzu kommen z. B. Gestik und Mimik, so dass eine Vielzahl von Informationen verarbeitet werden muss, damit sich die Gesprächspartner verstehen.

Schulz von Thun schreibt (1993, S.25): „Der Grundvorgang der zwischenmenschlichen Kommunikation ist schnell beschrieben. Da ist ein Sender, der etwas mitteilen möchte. Er verschlüsselt sein Anliegen in erkennbare Zeichen – wir nennen das, was er von sich gibt, seine Nachricht. Dem Empfänger obliegt es, dieses wahrnehmbare Gebilde zu entschlüsseln. In der Regel stimmen gesendete und empfangene Nachricht leidlich überein, so dass eine Verständigung stattgefunden hat." Allerdings hebt Schulz von Thun auch hervor, dass ein und dieselbe Nachricht stets viele Botschaften gleichzeitig enthalten kann und dadurch Kommunikation kompliziert, störanfällig, aber auch spannend und aufregend werden kann.

Was ist nun Kommunikation?

Jedes Verhalten hat in der zwischenmenschlichen Situation Mitteilungscharakter und kann als Kommunikation bezeichnet werden. Das bedeutet: „Man kann nicht nicht kommunizieren" (vgl. Watzlawick et al. 1990, S.50f).

Kommunikation (lat. = Mitteilung) stellt eine Nachricht dar, vermittels derer man sich an Zuhörer wendet und sie gleichsam mit zu Rate zieht (vgl. Lenzen 1993, S. 872). Kommunikation findet als Vorgang immer dann statt, wenn Menschen in einer Beziehung stehen, sich etwas mitteilen und Informationen ausgetauscht werden. Diese Mitteilung geschieht in der Regel vornehmlich durch Sprache, wobei Sprache definiert werden kann als ein System zur Abbildung von Wirklichkeit, welches unterschiedlich genutzt wird, zum Beispiel:

- um zu sagen, wie etwas ist;
- andere zu veranlassen, etwas zu tun;
- zu versprechen, selber etwas zu tun;
- die Realität zu verändern;
- Gedanken, Gefühle, Erfahrungen mitzuteilen.

Die Sprachforschung selbst untersucht die Bereiche:

- Syntax (Grammatik),
- Phonologie (lautliche Muster, Gesetzmäßigkeiten der gesprochenen Sprache),
- Semantik (Bedeutung von Sprache),
- Pragmatik (Aspekt, der die Beziehung zwischen Zeichen und den Menschen, die sie anwenden, betrifft).

Um eine Sprache zu beherrschen, genügt es nicht, die genannten Gebiete zu kennen, sondern man muss auch den situativen Kontext wissen, in welchem die Sprache verwendet werden kann.

PRAXIS-TIPP In allen Kulturen gibt es Sprache als Mittel der Kommunikation. Sprache und Kultur sind eng miteinander verbunden. Wahrnehmung und Denken basieren auf der Sprache, die sich in der jeweiligen Kultur entwickelt hat. ■

Zum Beispiel besitzt die Sprache der Eskimos viele Ausdrücke zur Beschreibung verschiedener Schneearten; bei den Hopi-Indianern ist das Wort für Flugzeug und Biene dasselbe.

Grundsätzlich ist allen Begriffsbestimmungen von Kommunikation gemeinsam, dass mindestens drei Elemente beteiligt sind (Abb. 2.**1**):
- Sender (Sprecher),
- Nachricht,
- Empfänger (Hörer).

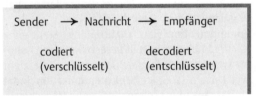

Abb. 2.**1**　Grundmodell der Kommunikation.

Der Sprecher formuliert seine Gedanken, schickt eine codierte Nachricht an den Empfänger. Der Empfänger nimmt nun die Nachricht wahr, er decodiert und interpretiert die Nachricht. Daraufhin kann er eine Rückmeldung an den Sender schicken, welcher nun mit der Aufgabe des Decodierens reagiert.

Dieses Minimalmodell der Kommunikation geht auf Shanon und Weaver (1949) zurück, die ein Modell zur Beschreibung der Bedingungen und Störungen für Prozesse der Datenübertragung in der Nachrichtentechnik entwickelten. Im Laufe der Zeit entstanden Modelle mit bis zu 200 Komponenten, die davon ausgehen, dass Kommunikation von Veränderungen der Information bedroht ist, und zwar besonders im Bereich des Codierens bzw. Decodierens, das heißt, dass der Empfänger möglicherweise etwas anderes hört, als der Sender ursprünglich beabsichtigte. Zusätzlich enthalten Nachrichten meist nicht nur Sachinformationen für den Empfänger, sondern es können nichtsprachlich (non-verbal) durch den Sender noch weitere Informationen weitergegeben werden (Abb. 2.**2**).

Die Informationsverlusttreppe geht davon aus, dass die Gedanken des Sprechers einem Veränderungsprozess durch Meinen – Sagen – Hören – Verstehen unterworfen sind, bevor sie den Empfänger erreichen. Diese sprachlichen Informationen werden durch die nichtsprachlichen Informationen ergänzt, z.B. durch den Gesichtsausdruck des Sprechenden. Im Folgenden wird nun eine Übersicht zur Vielfalt der nichtsprachlichen Information gegeben.

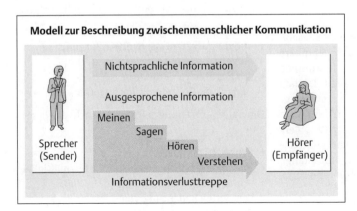

Abb. 2.**2**　Informationsverlusttreppe (nach Gehm 1994).

2.2 Nonverbale Kommunikation

Die nichtsprachliche Kommunikation kann die Bedeutung der sprachlichen Kommunikation unterstützen, sie kann ihr aber auch widersprechen oder unabhängig eingesetzt werden. Nonverbale Kommunikation kann daher nicht als eine Alternative zur Sprache bezeichnet werden. Die Decodierung und das Reagieren auf nonverbale Informationen vollziehen sich schneller als bei verbalen Botschaften und stehen kaum unter bewusster Kontrolle (Abb. 2.**3**).
Unter nonverbaler Kommunikation werden verstanden:
* Blick, Blickkontakt, Blickwechsel;
* Körperkontakt;
* Körperhaltung, Kleidung;
* räumliche Distanz;
* Mimik, Gestik.

Als paralinguistische Kommunikation bezeichnet man die Art und Weise, wie eine Botschaft weitergegeben wird. Dazu gehören:
* Lautstärke,
* Sprechgeschwindigkeit,
* Sprechpausen,
* Stimmvariationen.

Eingesetzt werden nonverbale Signale allgemein, um (vgl. Forgas 1995, S. 183f):
* *eine soziale Situation zu steuern,*
  z. B. wenn wir ein Gespräch aufnehmen wollen, können Blicke, Lächeln oder die Orientierung des Körpers signalisieren, dass wir uns beteiligen wollen;
* *sich selbst darzustellen,*
  z. B. drückt die Kleidung englischer Fußballfans aus, welchen Status und welche Position die Fans innerhalb ihrer Gruppe innehaben;
* *emotionale Zustände zu kommunizieren,*
  z. B. werden Angst und Freude effektiver und schneller durch den Gesichtsausdruck oder die Körperhaltung kommuniziert;
* *Einstellungen darzustellen,*
  z. B. zeigen Untersuchungen bei Nachrichtensprechern, dass die Art der Verlesung von politischen Nachrichten die politische Einstellung der Sprecher widerspiegelt;
* *Situationen zu kontrollieren,*
  z.B. um in einer Gesprächsrunde das Rederecht zu bekommen, werden nonverbale Zeichen, wie Sich-Vorbeugen und Blickkontakt-zu-dem-Sprecher-Herstellen, eingesetzt.

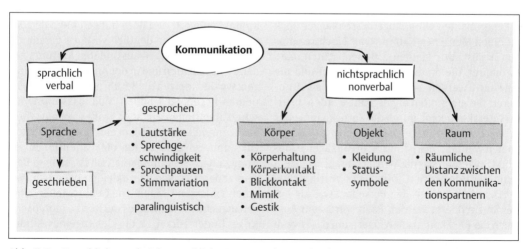

Abb. 2.**3** Sprachliche und nichtsprachliche Kommunikation (nach Hornung u. Lächler 1994).

PRAXIS-TIPP Besonders im Umgang mit ausländischen Patienten können die nonverbalen Signale schnell Aufschluss über das Befinden der Patienten geben und verdienen darum besondere Beachtung. ∎

Die verschiedenen nonverbalen Botschaften werden meist gleichzeitig gesendet und empfangen, d. h. sie wirken in ihrer Gesamtheit, werden nachfolgend aber zur Übersicht einzeln erläutert.

2.2.1 Blick, Blickkontakt, Blickwechsel

Der Blick ist nach Forgas (S. 141) einer der wichtigsten nonverbalen Signale und kann *verschiedene Funktionen* erfüllen. Ein Blick kann *Interesse* signalisieren und ruft eine Reaktion beim Betrachten hervor. Die Pupillengröße verändert sich, wenn wir auf Menschen oder Gegenstände schauen, die uns gefallen oder missfallen. Zum Beispiel reagieren Probanden in einem Versuch mit erweiterten Pupillen bei der Begutachtung von Menschen, die ihnen sehr sympathisch erscheinen. Weiterhin bestimmt der Blickkontakt in Gesprächen die *Intensität der Interaktion,* dabei hat gewöhnlich der Sprecher den Blick weniger häufig auf den Hörer gerichtet, eine andere Verteilung löst beim Sprecher oder Hörer Irritationen aus, allerdings ist die Rollenverteilung kulturabhängig, bei Farbigen ist die Verteilung der Blickhäufigkeit genau umgekehrt. Ein Blick kann neben Interesse auch *Aggression* bedeuten, insofern in Experimenten ein unangemessen langer Blick auf einen Menschen Kampf- oder Fluchtreaktionen auslöst. Wir können z. B. beobachten, dass Autofahrer, die an einer Ampel warten und die angestarrt werden, schneller anfahren als Autofahrer, die nicht offen angeschaut werden. In einer Interaktion kann durch die Zurücknahme des Blickes zwischen Interesse und Aggression ausgeglichen werden. Dies kann z. B. in Aufzügen beobachtet werden, wenn Menschen auf engstem Raum zusammen sind. Durch die Verringerung der Distanz zwischen den Personen, was als Aggression gedeutet werden kann, wird zum Ausgleich der Blickkontakt verringert, um das Niveau von Nähe und Distanz auszubalancieren. Besondere Bedeutung kommt dem sogenannten *„bösen*

Blick" in der islamischen Welt zu. Der „böse Blick" gilt als mystisches Erklärungsmodell für Krankheiten, die diagnostisch unklar sind. Kleine Kinder sind danach insbesondere gefährdet, vom „bösen Blick" getroffen zu werden. Als Schutz dienen Amulette, weiß-blaue Steine oder auch in Stoff eingenähte Zettel mit Koranversen (Moll 1994, S. 137).

2.2.2 Körperkontakt

Körperlicher Kontakt als einer der ursprünglichsten Signale der frühen Eltern-Kind-Kommunikation unterliegt deutlich den Konventionen der verschiedenen Kulturen und Gesellschaften. Jourard untersuchte 1966 (vgl. S. 154) die Berührungsmuster bei 300 Amerikanern, nach deren Zuweisungen eindeutig bestimmt ist, wer wo ihren Körper berühren darf (Abb. 2.**4**).

Bei einem Vergleich der Berührungshäufigkeit von Menschen in Cafés in verschiedenen Städten bei Gesprächen kam man zu folgenden Ergebnissen (vgl. Hornung u. Lächler 1994, S. 88):

- San Juan (Puerto Rico): 180 Berührungen pro Stunde;
- Paris: 110 Berührungen pro Stunde;
- Gainesville (Florida): 2 Berührungen pro Stunde;
- London: keine Berührung.

Der Buddhismus verbietet hinsichtlich des Körperkontaktes, den Kopf eines Menschen zu berühren, da der Kopf als Sitz der Seele betrachtet wird. Allgemein betrachtet deutet körperlicher Kontakt auf vertraute Beziehungen hin, wie aber aus dem Genannten deutlich wird, ist gerade im Hinblick auf Menschen aus anderen Kulturen genau zu beobachten und in der Anamnese zu erfragen, wo die Grenzen für Berührungen bei dem Patienten liegen. So schildert Moll, dass moslemische Patientinnen ein sehr großes Schamgefühl besitzen, welchem im Islam eine hohe Wertigkeit zukommt, so dass es für die Patientinnen im Krankenhaus sehr problematisch ist, sich im Beisein anderer Frauen auszukleiden oder sich waschen zu lassen. „Männliche Geburtshelfer bringen manche moslemische Frau in eine moralische Krise. In der Türkei ist die Geburt eines Kindes eine Sache der Frauen, selbst der Ehemann ist nicht bei der Geburt dabei" (1994, S. 138).

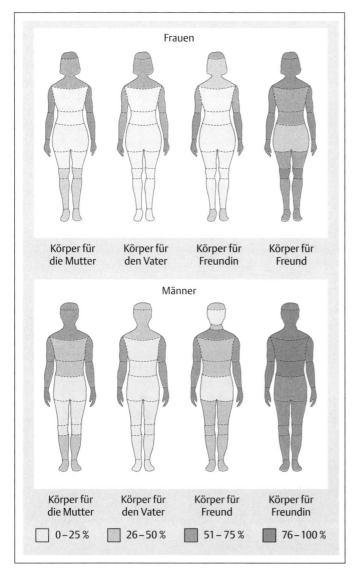

Abb. 2.**4** Berührungsmuster. Bereiche, die von Mutter, Vater, Freund oder Freundin desselben und des anderen Geschlechts berührt werden durften (nach Forgas 1995).

2.2.3 Körperhaltung

Die Körperhaltung kann Aufschluss darüber geben, wie zwei Personen zueinander in Beziehung stehen und wie sich ein Mensch fühlt. Der Beobachter kann an ihr erkennen, ob die nonverbale Botschaft mit der verbalen Botschaft übereinstimmt. Abb. 2.**5** zeigt eine Zuordnung verschiedener Körperhaltungen zu emotionalen Verfassungen; dabei sollte immer auch die Mimik beachtet werden.

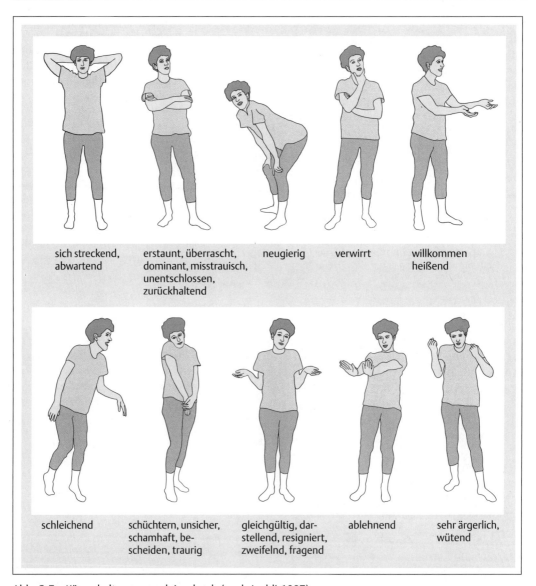

sich streckend, abwartend

erstaunt, überrascht, dominant, misstrauisch, unentschlossen, zurückhaltend

neugierig

verwirrt

willkommen heißend

schleichend

schüchtern, unsicher, schamhaft, bescheiden, traurig

gleichgültig, darstellend, resigniert, zweifelnd, fragend

ablehnend

sehr ärgerlich, wütend

Abb. 2.5　Körperhaltungen und Ausdruck (nach Juchli 1997).

PRAXIS-TIPP　Die Beobachtung und Interpretation der Körperhaltung kann in der Pflege sehr hilfreich sein bei Patienten, die sich sprachlich nicht mitteilen können, um die emotionale Verfassung des Patienten aufzunehmen und entsprechend zu reagieren. ■

2.2.4　Räumliche Distanz

Unterschieden wird im Hinblick auf die räumliche Distanz zwischen Personen in vier Distanzzonen. Diese verschiedenen Zonen können Rückschlüsse auf das Gesprächsklima und die Art einer Beziehung zulassen.

Nach Forgas (1995, S. 149) wird die Umgebung in folgende abgegrenzte Regionen unterteilt:

- Intimdistanz (0 – 60 cm),
- persönliche Distanz (60 cm – 1,2 m),
- sozial-konsultative Distanz (ca. 1,2 m – 3,3 m),
- öffentliche Distanz (3,3 m und mehr).

Die *Intimdistanz* steht für Beziehungen des physischen Kontaktes während die *persönliche Distanz* in etwa einer Armeslänge Radius entspricht. In der persönlichen Zone wird ein Gesprächspartner nur unter bestimmten Bedingungen zugelassen, da der Raum einen persönlichen Schutzraum darstellt. Ein Eindringen in diese Zone durch einen Fremden wird oft als unangenehm erlebt, kann bei einem vertrauten Menschen aber auch Nähe oder die Wichtigkeit eines Anliegens ausdrücken. Des weiteren kann eine unterschiedliche kulturelle Regelung vorliegen. In Kulturen des Mittleren Ostens wird gewöhnlich ein geringerer Abstand zwischen zwei Gesprächspartnern eingehalten. „Bei den Arabern gehört dem Vernehmen nach auch der Geruchssinn zu den Modalitäten persönlicher Interaktion, und so ist es kein Wunder, dass sie – gemessen an unseren Standards – so unangenehm nahe nebeneinander stehen" (Forgas 1995, S. 150). Nach Gehm (1994, S. 44) gibt es hinsichtlich des Abstandes zwischen Gesprächspartnern in Europa ein „Nord-Süd-Gefälle", so dass „distanzierten" Nordeuropäern „kontaktfreudigere" Südeuropäer gegenüberstehen. Kulturelle Konflikte können z. B. in der Pflege eines arabischen Patienten entstehen, wenn dieser einer nordeuropäischen Pflegeperson im Gespräch sehr nahe kommt und die Pflegeperson immer wieder zurückweicht. Dieses Zurückweichen kann dann z. B. durch den arabischen Patienten als Unhöflichkeit interpretiert werden, während sich die Pflegeperson eventuell durch die Nähe bedrängt fühlt.

In der *sozialen Zone* finden keine körperlichen Beziehungen mehr statt. Typisch ist die soziale Zone für die Erledigung von Geschäften. Die *öffentliche Zone* ist charakteristisch für formelle Begebenheiten, z. B. bei Vorträgen. Betrachtet man den Übergang von einer Zone zu einer anderen, so ist dieser Übergang mit Verhaltensänderungen verbunden; wir können z. B. fremde Menschen auf der Straße ausgiebig betrachten, solange sie sich im öffentlichen Raum befinden, kommen sie jedoch

näher bis zur sozialen Zone, wird der Blickkontakt meist unterbrochen.

2.2.5 Mimik und Gestik

Die Sprache des Gesichts, die Mimik, ermöglicht oft erst eine eindeutige Interpretation der verbalen Aussagen. Anhand von Videostudien wurde festgestellt, dass mehr als 4 000 Kombinationen von Bewegungen einzelner Muskeln im Gesicht möglich sind, dabei lassen sich 400 Gesichtsausdrücke unterscheiden (vgl. Ekman u. Friesen 1985). Experimente in verschiedenen Kulturen lassen den Schluss zu, dass die Signalwirkung eines Gesichtsausdruckes kulturunabhängig und universal ist. So zeigte man den Eingeborenen Neuguineas Photos von Europäern und sie interpretierten die richtige Emotion zu der jeweils dargestellten Mimik.

PRAXIS-TIPP Für die pflegerische Beobachtung bedeutet dies, dass der Gesichtsausdruck unabhängig von der Kultur für die Kommunikation mit ausländischen Patienten genutzt werden kann. Ein gegenseitiges Verstehen ist möglich, was für den Bereich der Gestik nicht zutreffend sein muss. ■

Gesten sind im Gegensatz zur Mimik stark kulturabhängig. Morris und seine Mitarbeiter (1981) fanden heraus, dass viele Gesten nur innerhalb bestimmter geographischer Grenzen verstanden werden. Die Bewegungen von Armen und Händen können das Gesagte untermalen und verdeutlichen. Auswertungen von Videoaufnahmen zeigten, dass sich Stimmungen und Gefühl in Gesten ausdrücken. Die Fäuste werden in einem Gespräch z. B. geballt, als ob jemand zuschlagen wollte, oder die Hände werden auf den Tisch gehauen, als ob wir einen Gegner schlagen werden.

2.2.6 Stimme – parasprachliche Signale

Unabhängig von den Worten kann die Stimme selbst eine Botschaft transportieren durch die Art, wie eine Nachricht vermittelt wird. Solche parasprachlichen Reize sind Intonation, Rhythmus,

Lautstärke und Sprechtempo. Kleinste Stimmungsschwankungen können durch die Stimme ausgedrückt und durch das Gegenüber identifiziert werden. Durch elektronische Filterverfahren konnte in Experimenten die verbale Bedeutung eines Satzes von der Stimmqualität des Sprechers getrennt werden. Erstaunlich war, dass trotz dieser Trennung es den Versuchsteilnehmern möglich war, denen die elektronische Veränderung vorgespielt wurde, die Stimmungslage des Sprechenden zu erkennen. Besonders deutlich wird durch die Stimme Erregung und Angst kommuni-

ziert, so dass durch die parasprachlichen Signale zusätzliche Informationen neben dem Inhalt der verbalen Botschaft vermittelt werden.

PRAXIS-TIPP Für die Pflege eines Patienten, der nicht die Sprache der Pflegeperson beherrscht, bedeutet dies, dass einerseits durch genaues Zuhören Emotionen des Patienten wahrgenommen werden können, z. B. die Angst vor einer Behandlung, andererseits der Patient eine beruhigende Stimme, ruhige Worte gefühlsmäßig „verstehen" kann. ■

2.3   Kommunikationsmodelle: Hilfen für die Pflegepraxis

Kommunikationsmodelle können nicht alleine professionelles kommunikatives Verhalten vermitteln, sie können jedoch über ein Verständnis grundlegender Regeln und Eigenschaften von Kommunikation zu einer verbesserten Wahrnehmung, Interpretation und Reaktion in der Situation Patient-Pflegeperson beitragen, so dass hier die Hauptaussagen der Modelle von Watzlawick et al. (1990) und Schulz von Thun (1993) dargestellt und beispielhaft erläutert werden.

Vier Aspekte der Kommunikation

Schulz von Thun greift mit seinem Modell auf Watzlawick et al. zurück, wobei besonders die inhaltliche und beziehungsbezogene Qualität von Kommunikation beschrieben werden. Grundsätzlich können aber mit einer Nachricht von Schulz von Thun (1993, S. 26f) *Botschaften auf vier verschiedenen Ebenen gesendet werden* (Abb. 2.**8**).
- Sachebene = Darstellung der zu übermittelnden Sachinformation;
- Selbstoffenbarungsebene = Selbstdarstellung des Senders entweder beabsichtigt oder unbeabsichtigt als eine Art Selbstenthüllung;
- Beziehungsebene = Darstellung des Senders in welcher Beziehung er zum Empfänger steht;
- Appellebene = Beeinflussung des Empfängers etwas zu tun bzw. zu unterlassen.

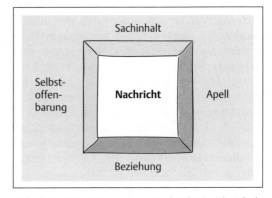

Abb. 2.**6**   Vier Seiten einer Nachricht (nach Schulz von Thun 1993).

Auf den vier verschiedenen Ebenen kann eine Nachricht auch empfangen werden, das heißt, es sind meist alle vier Aspekte bei einem Gespräch im Spiel und diese Aspekte können wahrgenommen werden. Oft wird jedoch auf eine Ebene der Nachricht hauptsächlich reagiert, wobei es möglich ist, dass die Betonung dieses Aspektes nicht vom Sender beabsichtigt war. In der Folge können Kommunikationsmissverständnisse entstehen, der Empfänger kann z. B. nicht in der Lage sein, die Nachricht im Sinne des Senders zu entschlüsseln.

Inhalt und Beziehung

Der Inhalt von Mitteilungen stellt sich vor allem als Information dar; des weiteren enthält eine Mitteilung einen Hinweis darauf, wie der Sender die Nachricht vom Empfänger interpretiert haben möchte, ist also ein Ausdruck der Beziehung. Dazu folgendes Beispiel: „Wenn Frau A auf Frau B's Halskette deutet und fragt: ‚Sind das echte Perlen?', so ist der Inhalt ihrer Frage ein Ersuchen um Information über ein Objekt. Gleichzeitig aber definiert sie damit auch – und kann es nicht nicht tun – ihre Beziehung zu Frau B. Die Art, wie sie fragt (der Ton ihrer Stimme, ihr Gesichtsausdruck, der Kontext usw.), wird entweder wohlwollende Freundlichkeit, Neid, Bewunderung oder irgendeine andere Einstellung zu Frau B ausdrücken. B kann ihrerseits nun diese Beziehungsdefinition akzeptieren, ablehnen oder eine andere Definition geben, aber sie kann unter keinen Umständen – nicht einmal durch Schweigen – nicht auf A's Kommunikation antworten" (Watzlawick et al. 1990, S. 54). Dieser Aspekt der Kommunikation, nämlich der der Beziehung, steht in keinem Zusammenhang mit dem Inhaltsaspekt, der Frage nach der Echtheit der Perlen, somit findet sich in jeder Kommunikation ein Inhalts- und Beziehungsaspekt. *Durch Kommunikation werden Inhalte vermittelt und Beziehungen gestiftet.*

Dies ist besonders wichtig in der Pflegesituation, da die Pflege eines Patienten immer auch bedeutet, dass eine Beziehung zwischen Patient und Pflegeperson hergestellt wird. Die Ebene der Beziehung entscheidet oft erst über die Eindeutigkeit einer Information oder einer Frage, so könnte z. B. ein Krankenpfleger fragen: „Wie geht es Ihnen heute?", aber durch Betriebsamkeit und Aus-dem-Fenster-Schauen signalisieren, dass es ihn nicht wirklich interessiert, dass er abgelenkt ist. Der Patient weiß nun nicht, wie er reagieren soll: Soll er wahrheitsgemäß antworten? Wird das den Krankenpfleger überhaupt interessieren?

PRAXIS-TIPP Inhalts- und Beziehungsebene sollten übereinstimmen. Durch fehlende Übereinstimmung kann das Vertrauen des Patienten in die Pflegeperson verloren gehen. ■

In Interaktionen werden auch Beziehungsstrukturen hergestellt, die Regeln für wechselseitige Verhaltsverstärkungen sind. Diese Beziehungsstrukturen können kulturspezifisch sein. Zu diesem Aspekt ein Beispiel aus dem Zweiten Weltkrieg zwischen amerikanischen Soldaten und englischen Mädchen: „Unter den während des Krieges in England stationierten amerikanischen Soldaten war die Ansicht weit verbreitet, die englischen Mädchen seien sexuell überaus leicht zugänglich. Merkwürdigerweise behaupteten die Mädchen ihrerseits, die amerikanischen Soldaten seien übertrieben stürmisch. Eine Untersuchung führte zu einer interessanten Lösung dieses Widerspruchs. Es stellte sich heraus, dass das Paarungsverhalten (courtship pattern) – vom Kennenlernen der Partner bis zum Geschlechtsverkehr – in England wie in Amerika ungefähr dreißig verschiedene Verhaltensformen durchläuft, dass aber die Reihenfolge dieser Verhaltensformen in den beiden Kulturkreisen verschieden ist. Während z. B. das Küssen in Amerika relativ früh kommt, etwa auf Stufe 5, tritt es im typischen Paarungsverhalten der Engländer relativ spät auf, etwa auf Stufe 25. Praktisch bedeutet dies, dass eine Engländerin, die von ihrem Soldaten geküsst wurde, sich nicht nur um einen Großteil des für sie intuitiv richtigen Paarungsverhalten betrogen fühlte, sondern zu entscheiden hatte, ob sie die Beziehung an diesem Punkt abbrechen oder sich dem Partner sexuell hingeben sollte. Entschied sie sich für die letztere Alternative, so fand sich der Amerikaner einem Verhalten gegenüber, das für ihn durchaus nicht in dieses Frühstadium der Beziehung passte und nur als schamlos zu bezeichnen war. Die Lösung eines solchen Beziehungskonfliktes durch die beiden Partner selbst ist deswegen praktisch unmöglich, weil derartige kulturbedingte Verhaltensformen und -abläufe meist völlig außerbewusst sind. Ins Bewusstsein dringt nur das undeutliche Gefühl: Der andere benimmt sich falsch" (Watzlawick et al. 1990, S. 20).

Symmetrie und Komplementarität

Auch die Symmetrie oder Komplementarität spielen in Beziehungen eine Rolle für die Kommunikation. *Symmetrische Interaktionen* stehen für Beziehungen, die auf *Gleichheit* beruhen, während *komplementäre Interaktionen* auf *Unterschiedlichkeit* beruhen; sie zeigen also an, wie Sender und Empfänger zueinander stehen. Bei einer symmetrischen Interaktion behandeln sich die Interaktionspartner partnerschaftlich. Sie orientieren sich jeweils am Verhalten, den Vorstellungen und Absichten des Gegenüber. Während komplementäre Interaktionen oft an Rollen mit Hierarchien und Statusunterschiede gebunden sind, wie z. B. in der Beziehung Arzt–Patient oder Krankenpfleger–Patient.

Ein Beispiel aus der Krankenpflege für das Senden und Empfangen auf allen vier Ebenen wird nachfolgend dargestellt:

FALLBEISPIEL

Herr Müller ist mit einer Fraktur auf Station I. Als die Krankenschwester zu ihm kommt, sagt er: *„Schwester, Sie haben mir heute morgen noch nicht meine Schmerzmedikamente gebracht."* Daraufhin antwortet die Krankenschwester verärgert: *„Ich weiß schon, wann Sie Ihre Tabletten bekommen sollen!"*

Betrachtet man die verschiedenen Ebenen, so kann Herr Müller Folgendes ausgedrückt haben:
- Sachebene: Ich habe heute noch nicht meine Schmerztabletten bekommen.
- Selbstoffenbarung: Ich bin verunsichert, wann ich meine Schmerztabletten bekomme. Ich habe Schmerzen.
- Appellebene: Bringen Sie mir die Schmerzmedikamente. Sagen Sie mir, warum Sie mir die Medikamente noch nicht gebracht haben.
- Beziehungsebene: Sie als Schwester sollten doch wissen, dass ich die Schmerzmedikamente noch nicht hatte, dass ich die Medikamente brauche.

Die Krankenschwester hat in diesem Beispiel auf die Appell- und Beziehungsebene reagiert; nach Schulz von Thun hat die Krankenschwester mit dem Appell- und Beziehungsohr die Nachricht wahrgenommen (Abb. 2.7). Wäre die Krankenschwester auf die Sachebene eingegangen, hätte sie sagen können: *„Ich werde Ihnen die Tabletten gleich bringen."* Ob aber diese Reaktion auf der Sachebene in der Situation dem Patienten angemessen ist, kann zusätzlich durch die Entschlüsselung der nonverbalen Signale des Patienten oder durch Rückfragen entschieden werden. Hat der Patient z. B. ein schmerzverzerrtes Gesicht, wäre es wichtig, sich zunächst nach seinem Befinden zu erkundigen. Es sollte also die Gesprächssituation insgesamt zur Decodierung und folgenden Reaktion herangezogen werden.

Rückmeldung

Sender und Empfänger sollten die vier verschiedenen Seiten einer Nachricht kennen, um bei „missglückten" Gesprächen analysieren zu können, was kommuniziert wurde. Eine Möglichkeit der Überprüfung der beabsichtigten Nachricht ist das Einholen einer Rückmeldung. Der Empfänger kann in seinen eigenen Worten ausdrücken, wie die Nachricht von ihm verstanden wurde, so dass der ursprüngliche Sender die Wahrnehmung bestätigen oder korrigieren kann (Abb. 2.8). Dieses Einholen von Rückmeldung erscheint besonders wichtig, wenn einer der beiden Gesprächspartner die Sprache nur unvollständig beherrscht und sollte von der Pflegeperson im Gespräch mit ausländischen Patienten eingefordert werden, indem sie z. B. bei Informationen, die sie gegeben hat, um Wiederholung in den Worten des Patienten bittet, um Missverständnissen vorzubeugen.

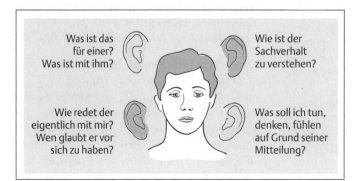

Was ist das für einer? Was ist mit ihm?

Wie ist der Sachverhalt zu verstehen?

Wie redet der eigentlich mit mir? Wen glaubt er vor sich zu haben?

Was soll ich tun, denken, fühlen auf Grund seiner Mitteilung?

Abb. 2.7 Der vierohrige Empfänger (nach Schulz von Thun 1993).

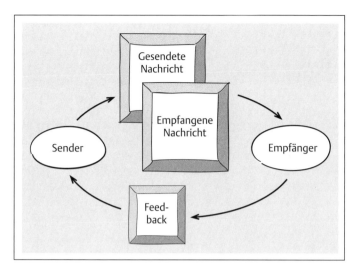

Abb. 2.**8**   Zwischenmenschliche Kommunikation (nach Schulz von Thun 1993).

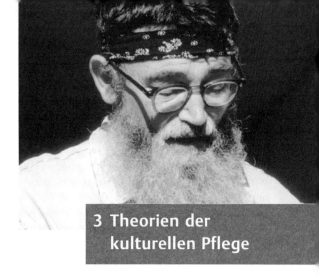

3 Theorien der kulturellen Pflege

Nach Orem und Taylor können Pflegetheorien „allgemeine Theorien sein, die die Grundzüge und Zusammenhänge, die allen pflegerischen Situationen gemeinsam sind, umfassen" (Mischo-Kelling u. Wittneben 1995, S. 82). Damit bilden sie die theoretische Grundlage für die Pflegepraxis. Pflegetheorien sind durch ein bestimmtes Menschenbild geprägt. Sie beschreiben inhaltlich die Rolle des Patienten und Pflegenden, legen den Handlungsspielraum bzw. die Handlungsmöglichkeiten einer Pflegeperson fest und formulieren Ziele der Pflege (Aggelton 1993, S. 3). Mit Hilfe der Pflegetheorien können komplexe Pflegesituationen systemisch erfasst werden.

Die erste Pflegetheoretikerin war Florence Nightingale (1820–1910). Im Jahre 1860 erschien ihr Werk „Notes of Nursing". Darin versuchte sie, sich mit ihrer Tätigkeit theoretisch auseinander zu setzen und der Krankenpflege eigenständige Aufgaben zuzuschreiben (Drerup 1990, S. 10ff). Im Mittelpunkt ihrer Theorie stand die Umwelt, die in der Lage ist, Krankheit, Unfälle oder den Tod zu unterdrücken oder dazu beizutragen. Ihrer Meinung nach konnte durch Veränderung der Außenumgebung, wie z. B. von Licht, von Wärme, von Belüftung, von Sauberkeit etc., das Wohlbefinden des Patienten verbessert werden (Marriner-Tomey 1992, S. 16ff).

Genau hundert Jahre später formulierte die amerikanische Krankenschwester Virginia Henderson (1897–1996) die wohl bekannteste Definition der Krankenpflege:

„Die einzigartige Funktion der Krankenschwester besteht darin, dem Menschen, ob krank oder gesund, zu helfen, bei Handlungen, die zur Gesundheit oder deren Wiedererlangung beitragen (oder zu einem friedlichen Tod), die er ohne Hilfe ausführen würde, wenn er die notwendige Kraft, den Willen oder das Wissen hätte. Und das ist so zu machen, dass er so schnell wir möglich wieder unabhängig wird" (Marriner-Tomey 1992, S. 139).

Nicht nur ihre Definition, sondern ihre ganze Theorie der 14 Grundbedürfnisse ist vom Weltbund der Krankenpflege anerkannt und als „Grundregeln der Krankenpflege" veröffentlicht worden (Henderson 1977).

Ab Mitte des 20. Jahrhunderts wurden vor allem im angloamerikanischen Sprachraum eine Vielzahl an Pflegetheorien bzw. -modellen entwickelt. Meleis unterstellt diese entsprechend ihrer Orientierung in drei Hauptgruppen:

- Bedürfnismodelle,
- Interaktionsmodelle,
- Pflegeergebnismodelle (vgl. Steppe 1989, S. 258).

Die *Bedürfnismodelle* legen ihren Schwerpunkt auf die Bedürfnisbefriedigung der Patienten. Die Aufgabe der Pflegenden bezieht sich, nach diesen Modellen, auf das Erkennen von Patientenbedürfnissen und die adäquate Unterstützung bei der Bedürfnisbefriedigung. Zu den Bedürfnismodellen zählen die Pflegetheorien von Henderson, Abdellah und das in Deutschland bekannteste Modell von Roper, Logan, Thierney.

Im Mittelpunkt der *Interaktionsmodelle* steht die wechselseitige Beziehung zwischen Patient und Pflegeperson. Diese zwischenmenschliche Beziehung hat Einfluss auf den Genesungsprozess des Patienten. Die Vertreterinnen der Interaktionsmodelle, wie beispielsweise Ernestine Wiedenbach, versuchen die Frage nach der Gestaltung einer Patienten-Pflegeperson-Beziehung zu beantworten.

Die Zufriedenheit der Patienten nimmt die zentrale Stellung im Rahmen der *Pflegeergebnismodelle* ein. Hierzu zählt beispielsweise die Pflegetheorie von Dorothea Johnson. Diese Modelle sind meist durch einen hohen Abstraktionsgrad gekennzeichnet. Deshalb ist es schwierig, diese Modelle in die Praxis umzusetzen. Sie geben jedoch im Bereich der Pflegeforschung wichtige Impulse (Marriner-Tomey 1992; Mischo-Kelling u. Wittneben 1995, Steppe 1989, S. 255ff).

PRAXIS-TIPP   Pflegetheorien bieten die theoretische Grundlage bei der Entwicklung von Hilfsinstrumenten, wie z. B. Anamnesebögen, Pflegestandards, Aufklärungsbögen etc. ■

Einige Pflegetheorien stellen Aspekte in den Vordergrund, die sich nicht den von Meleis beschriebenen Hauptgruppen zuordnen lassen. Zwei dieser spezifischen Pflegetheorien sind in Amerika bereits anerkannt und gewinnen in Deutschland zunehmend an Bedeutung: Zum einen ist dies die *„Transkulturelle Pflegetheorie"* von Madeleine Leininger, zum anderen die *„Theorie der Transpersonalen Zuwendung"* von Jean Watson. Beide Pflegetheoretikerinnen verstehen Pflege als Kunst und Wissenschaft. Die Kunst in der Pflege ist es, sich in jede Situation des Patienten einzufühlen und entsprechend seiner Bedürfnisse zu handeln. Die Wissenschaft in der Pflege bedeutet, dass die durchgeführten pflegerischen Handlungen auf einem Fachwissen basieren, das als Ergebnis aus teilweise langjährigen pflegewissenschaftlichen Forschungen in unterschiedlichen Kulturen vorliegt. In ihren Theorien geben Leininger und Watson Hinweise, wie in unserer multikulturellen Gesellschaft die kulturell unterschiedlichen Bedürfnisse der Patienten erfasst werden können und durch welche Form der Beziehungsgestaltung eine kulturspezifische Pflege ermöglicht werden kann. Aus diesem Grund werden diese beiden Pflegetheorien im Folgenden näher beschrieben.

3.1   Theorie der Transpersonalen Zuwendung

Die amerikanische Pflegetheoretikerin und -forscherin Jean Watson (*1940) beendete 1964 ihr Studium mit dem *Bachelor of Science* in Krankenpflege. Zwei Jahre später erwarb sie den Magistertitel in Psychiatrie für Gesundheitspflege. 1973 erhielt sie den Doktortitel in Erziehungspsychologie in Colorado. Während ihrer ersten Berufsjahre arbeitete sie an der Krankenpflegeschule in Colorado, wo sie sich vor allem der Pflegeforschung zuwendete. Sie erhielt im Laufe ihrer Berufskarriere eine Vielzahl an Auszeichnungen, unter anderem zwei Ehrendoktorwürden.

Mit ihrer Forschungstätigkeit setzt sie sich primär das Ziel, die Diskrepanz zwischen Theorie und Praxis zu verringern. Ihrer Meinung nach kann dies durch die Entwicklung einer *Philosophie der Pflege* erreicht werden. Dieses Ziel verfolgt sie konsequent, indem sie versucht, Antworten auf philosophische Probleme der Pflege zu finden.

Definition: Eine Theorie ist nach Watson „eine schöpferische Zuordnung von Fakten, Ideen und Erfahrungen, die geeignet ist, ein gegebenes Phänomen angemessen zu beleuchten" (Watson 1996, S. 15). Demzufolge versteht sie ihre Pflegetheorie nicht als eine streng naturwissenschaftliche Theorie, die jederzeit nachprüfbar ist. Sie richtet vielmehr ihren Blickwinkel auf menschliche Verhaltensweisen bei Gesundheit und Krankheit. Die menschlichen Phänomene stellen aus ihrer Sicht das Wesen der Pflege dar. ■

Aus diesem Grund untersucht die Pflegetheoretikerin den Aspekt der menschlichen Zuwendung.

Der Prozess der menschlichen Zuwendung in der Pflege hängt ihrer Meinung nach „eng mit anderen Auseinandersetzungen, Zerreißproben und Wunden zusammen, die jedem einzelnen, aber auch jeder Rasse, Kultur oder Zivilisation widerfahren können" (Watson 1996, S. 10).

Zur Beschreibung dieses Phänomens sammelte sie vor allem Anfang der 80er Jahre Erfahrungen in unterschiedlichen Kulturen. Forschungs- und Studienaufenthalte in verschiedenen Ländern unter anderem in Neuseeland, Australien, Indonesien, Malaysia, Thailand, Indien, Ägypten und der Volksrepublik China beeinflussten ihre Theorie. Darüber hinaus hat Carl Rogers, ein Vertreter der humanistischen Psychologie, großen Einfluss auf ihre Theorie. Die von Rogers genannten Variablen – Kongruenz (Echtheit), Empathie (Einfühlungsvermögen) und emotionale Wärme – sowie die Grundannahme seiner Theorie, dass der Patient die Richtung des therapeutischen Prozesses bestimmt, haben Watsons Überlegungen stark geprägt. Ihre philosophischen Gedanken und entsprechenden Forschungsergebnisse hat sie in mehreren Fachzeitschriften und in drei Büchern veröffentlicht.

3.1.1 Transpersonale Zuwendungsbeziehung

Watson konzentriert sich in ihrer Pflegetheorie auf den Aspekt der menschlichen Zuwendung. Für sie ist Pflege eine zwischenmenschliche Beziehung, die geprägt ist von der inneren Erfahrungs- und Erlebniswelt des Patienten und der Pflegeperson. In ihrem Buch *Nursing: Human Science and Human Care, A Nursing Theorie* (1988) wird an verschiedenen Stellen ihr Menschenbild deutlich, welches von Humanismus und Spiritualität geprägt ist. Ihr Konzept des Lebens und der Person geht davon aus, „dass der Mensch eine Seele besitzt, die durch die objektiven Größen ‚Zeit' und ‚Raum' nicht begrenzt wird" (Watson 1996, S. 63). Damit meint die Pflegetheoretikerin, dass der Mensch die Fähigkeit besitzt, gleichzeitig in der Vergangenheit, Gegenwart und Zukunft zu leben. Der Seele muss ihrer Meinung nach ein „tiefer Respekt" entgegen gebracht werden. Sie muss mit Würde und Ehrfurcht behandelt werden. Für Watson sind Verstand und Gefühl ein Fenster zur Seele, so dass darüber der Zugang

zum Wesenskern des Menschen erfolgen kann (Watson 1996, S. 69).

Dieses Menschenbild und ihre Grundüberzeugung im Hinblick auf das menschliche Leben und die gesellschaftliche Beziehung haben ihr Pflegebild wesentlich beeinflusst. Sie sieht Pflege als eine idealisierte zwischenmenschliche Beziehung mit dem Ziel, die menschliche Würde und die Menschlichkeit zu bewahren. Darüber hinaus will Pflege den Menschen helfen, die Harmonie von Körper, Geist und Seele wiederherzustellen und so zu Selbstkenntnis (Wissen über sich selbst), Selbstachtung (Respekt vor sich selbst), Selbstheilung (Mobilisation eigener Kräfte, die die Genesung vorantreiben) und Selbsthilfe (Förderung der eigenen Fähigkeiten mit dem Ziel der Unabhängigkeit) befähigen (Watson 1996, S. 67). Mit ihrer Zielformulierung macht sie deutlich, dass sie Pflege nicht als ein aufgabenorientiertes Verhalten versteht, sondern vielmehr als ein moralisches Ideal, Pflege beinhaltet für Watson Wissen, Denken, Werte, Handeln, Philosophie, Engagement und ein gewisses Maß an Liebe und Leidenschaft. Alle diese Aspekte werden in dem Prozess der *Transpersonalen Zuwendung* lebendig.

Watson geht von der Annahme aus, dass Liebe und Betreuung universelle Phänomene sind. Zu diesen Phänomenen gehören für die Pflegetheoretikerin die menschlichen Bedürfnisse, wie etwa der Wunsch nach positiven Reaktionen und Akzeptanz, Verständnis und Wertschätzung sowie das Verlangen, zwischenmenschliche Bindungen einzugehen und mit der Welt in Harmonie zu leben (Watson 1996, S. 78). Sind diese menschlichen Bedürfnisse nicht erfüllt, so entsteht ein Mangel an Wohlbefinden. Um das fehlende Wohlbefinden erkennen zu können, müssen die Erfahrungen im Inneren des Gegenübers angesprochen werden. Die Gesamtheit der jeweiligen menschlichen Erfahrungen bildet in einem bestimmten Augenblick das sogenannte *„phänomenale Feld"* (Watson 1996, S. 75).

Wenn beispielsweise eine Pflegeperson in dem von ihr wahrgenommenen „phänomenalen Feld" (Abb. 3.1) solche Bedürfnisse spürt, wird sie bestrebt sein, diese zu erfüllen. In dieser echten *„Ich-Du-Beziehung"* spiegelt die Pflegeperson mittels Bewegung, Berührung, Geräuschen, Worten, Farben und Formen dem Patienten seine eigene Verfassung wider. Dabei setzt sie zwischen-

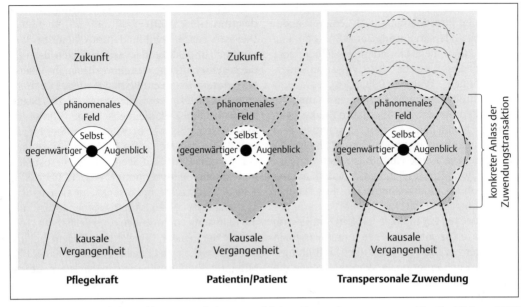

Abb. 3.**1**   Phänomenales Feld – Dynamik des menschlichen Zuwendungsprozesses (Quelle: Watson 1996, S. 80).

menschliche Gefühle und Gedanken sowie angestaute Energien frei und versucht somit, bei dem Patienten die innere Harmonie wiederherzustellen oder sein spirituelles Selbst zu verwirklichen (Watson 1996, S. 78ff).

Wenn eine Pflegekraft mit der emotionalen und subjektiven Welt eines anderen Menschen in Kontakt tritt, wird dies durch die Fähigkeiten der Pflegeperson in besonderer Weise beeinflusst. Ihrer Meinung nach muss eine Pflegekraft neben der fachlichen Fähigkeit vor allem soziale Kompetenz besitzen. Watson nennt insbesondere folgende Fähigkeiten:

- menschliches Verhalten und menschliche Reaktionen auf akute oder potentielle Gesundheitsprobleme zu kennen;
- individuelle Bedürfnisse zu erkennen und zu verstehen;
- Möglichkeiten zur Erfüllung von Bedürfnissen zu beherrschen;
- eigene Stärken und Grenzen wahrzunehmen;
- die andere Person in ihren Stärken und Grenzen wahrzunehmen;
- die Bedeutung der Situation einzuschätzen;
- Empathie, Trost und Mitgefühl zum Ausdruck bringen zu können (Watson 1996, S. 98).

3.1.2 Prozess der transpersonalen Zuwendung

Definition: Watson versteht die transpersonale Zuwendung als das Ideal der Pflege und als Mittel der Kommunikation. Die transpersonale Zuwendung bzw. der Aufbau einer transpersonalen Zuwendungsbeziehung wird von der Pflegetheoretikerin als ein prozesshaftes Ereignis beschrieben, das insgesamt fünf Schritte umfasst (Abb. 3.**2**). ▪

Sie weist darauf hin, dass unbedingt jeder der einzelnen Schritte durchlaufen werden muss, da es sonst nicht zu einer transpersonalen Zuwendung kommt (Watson 1996, S. 91).

Gelingt es der Pflegeperson diesen Prozess zusammen mit dem Patienten zu durchlaufen, dann kann dies zur Freisetzung von Emotionen, zu einer spirituellen oder seelischen Entwicklung führen. Darüber hinaus können Kongruenz, Selbstwahrnehmung und Selbsterfahrung gefördert werden. Durch diesen Vorgang werden Selbstheilungskräfte mobilisiert, die zur Wiederherstellung der Harmonie zwischen Körper, Geist und Seele beitragen. Watson betont, dass der Prozess der transpersonalen Zuwendung nicht als Tech-

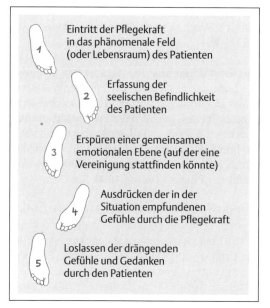

1 Eintritt der Pflegekraft in das phänomenale Feld (oder Lebensraum) des Patienten

2 Erfassung der seelischen Befindlichkeit des Patienten

3 Erspüren einer gemeinsamen emotionalen Ebene (auf der eine Vereinigung stattfinden könnte)

4 Ausdrücken der in der Situation empfundenen Gefühle durch die Pflegekraft

5 Loslassen der drängenden Gefühle und Gedanken durch den Patienten

Abb. 3.2 Schritte des Prozesses der Transpersonalen Zuwendung.

nik, sondern vielmehr als Kunst verstanden werden muss, deren Kern es ist, „am anderen erlebte oder erspürte Gefühle nachzuvollziehen und schließlich so zum Ausdruck zu bringen, dass die Patientin bzw. der Patient in die Lage versetzt wird, sie klarer zu sehen und nach außen drängenden Gefühlsregungen freien Lauf zu lassen" (Watson 1996, S. 90).

3.2   Theorie der Kulturellen Pflege

Die amerikanische Krankenschwester und Anthropologin Madeleine Leininger ist die Begründerin der *„Transkulturellen Pflege"* und der humanen Pflege.

Definition: Für Leininger ist transkulturelle Pflege „ein bestimmter Bereich für die Forschung und die Praxis, spezialisiert auf die kulturellen Ansichten, Werte und Lebensweisen unterschiedlicher Kulturen und der Einsatz gewonnener Erkenntnisse in kulturspezifischer und kulturuniverseller Pflege für Individuen, Familien oder Gruppen bestimmter Kulturen" (Leininger 1978, S. 6, Übersetzung: Kellnhauser 1996). ◼

Sie strebt eine kulturkongruente Pflege als das Ziel der transkulturellen Pflege an und will nicht etwa eine allgemeine oder internationale Pflege beschreiben. Das transkulturelle Modell wurde bisher für eine Vielzahl an Untersuchungen von unterschiedlichen Kulturen benutzt. Die Ergeb-

nisse haben weltweite Anwendung in der Pflege gefunden. Madeleine Leininger ist es damit gelungen, Pflegewissenschaft und Anthropologie miteinander zu verbinden.

Die Theorie der „kulturellen Pflege" ist sehr komplex. Um sie besser verstehen zu können, wird im Folgenden zunächst die Entwicklung der Transkulturellen Pflege aufgezeigt. Anschließend werden die zwei Kernelemente der Pflegetheorie von Leininger näher betrachtet: Das erste Element ihrer Theorie ist die Culture Care. Sie beschreibt die wichtigsten Komponenten der Theorie. Das zweite Element der Theorie ist das sogenannte „Sunrisemodell", Sonnenaufgangmodell. Mit diesem Modell versucht Leininger, ihre Theorie anschaulich zu machen (Grätschenberger 1993, S. 295 – 300; Marriner-Tomey 1992, S. 229 – 237).

3.2.1 Entwicklung der Theorie der Kulturellen Pflege

Die Entwicklung der Transkulturellen Pflege von Madeleine Leininger begann in den fünfziger Jahren. Als Krankenschwester arbeitete sie damals in einer psychiatrischen Klinik für Kinder. Sie stellt fest, dass Kinder mit unterschiedlichem kulturellen Hintergrund auch unterschiedliche Erwartungshaltungen an das Pflegepersonal haben. Außerdem nahm sie wahr, dass die Pflegenden unzureichende Kenntnisse über den kulturellen Hintergrund der kleinen Patienten hatten. Diese beiden Defizite machten ihrer Meinung nach eine effektive Pflege oft unmöglich. Mit dieser Erkenntnis hatte sie den Ausgangspunkt, um sich mit kulturellen Gesichtspunkten in der Pflege zu beschäftigen und zwar in Form eines Anthropologiestudiums. Als Doktorandin lebte sie zwei Jahre in Papua-Neuguinea und studierte die Pflegepraktiken des Gadsup Volkes.

Seither hat Madeleine Leininger sich mit der Frage der Pflege von Patienten in unterschiedlichen Kulturen beschäftigt. Sie hat etwa 45 unterschiedliche Kulturen und etwa 85 Pflegekonstruktionen erklärt, bei denen Pflege unterschiedliche kulturelle Bedeutung hat. Inzwischen hat sie eine Vielzahl an Studien und wissenschaftlichen Erkenntnissen veröffentlicht. Ihr bekanntestes Werk ist sicherlich ihr zweites Buch *Nursing: Concepts, Theorie and Practice* (1978). Neben ihrer Autorentätigkeit reist die Pflegetheoretikerin zu zahlreichen Kongressen, Workshops, Seminaren und hält Vorlesungen in verschiedenen Ländern (Marriner-Tomey 1992, S. 229–236).

3.2.2 Culture Care – Kulturelle Pflege

Für Leininger sind Pflege und Kultur untrennbar miteinander verbunden. Ihrer Ansicht nach kann nur eine kulturell abgestimmte Pflege zur Heilung führen. In allen Kulturen sorgen Menschen füreinander. Die Art und Weise, wie dies geschieht, hängt von der jeweiligen Kultur ab, in die die Menschen leben.

Definition: Unter Kultur versteht sie „erlernte, gemeinsame und überlieferte Werte, Meinungen, Normen und Lebensweisen einer bestimmten Gruppe, die das Denken, Handlungen und strukturierte Wege leiten" (Marriner-Tomey 1992, S. 238). ■

Care oder Sorge bzw. Fürsorge ist laut Leininger das bedeutende Element der Pflege: „Was Menschen am meisten brauchen, um zu wachsen, gesund zu bleiben, Krankheit zu vermeiden und zu überleben oder dem Tod gegenüberzutreten, ist ein humanes Sorgen. Die Sorge ist die Essenz der Pflege und der zentrale gemeinsame Schwerpunkt der Pflege" (Drerup 1998, S. 111).

Definition: Unter Sorge oder Fürsorge (Caring) versteht Leininger gesundheitsfördernde und unterstützende Aktivitäten, die dem Einzelnen oder der Gruppe entgegengebracht werden. Fürsorge kann in unterschiedlichen Verhaltensweisen zum Ausdruck kommen, beispielsweise über Trost, Empathie, Zärtlichkeit etc. (Abb. 3.3). ■

Die Theoretikerin unterscheidet zwischen *kultureller Universalität* und *kultureller Diversität*. Mit kultureller Universalität bezeichnet sie die Tatsache, dass Pflege überall da ansetzt, wo Menschen innerhalb eines kulturellen Systems geboren werden, leben, arbeiten und sterben. Eine pflegerische Tätigkeit kann niemals ohne den Bezug zu der kulturellen Eigenheit der zu pflegenden Person durchgeführt werden. Es müssen immer unterschiedliche Verhaltensmuster, Werte und Normen der Einzelperson oder der Gruppe innerhalb eines kulturellen Systems herangezogen werden. Dies nennt sie kulturelle Diversität. Zur Erfassung des kulturellen Hintergrundes sind nach Leininger folgende Faktoren von elementarer Bedeutung:

- die lebenslange Entwicklung von Klienten und deren
- soziale Struktur,
- Weltanschauung,
- kulturelle Werte und Normen,
- ökologische Gegebenheiten,
- sprachliche Besonderheiten und Ausdrucksweisen,
- ethnische und berufliche Systeme.

Neben den Faktoren zur Erfassung des kulturellen Hintergrundes nennt die Theoretikerin auch Fähigkeiten, die beim Pflegenden vorhanden sein müssen, um die pflegerischen Handlungen im

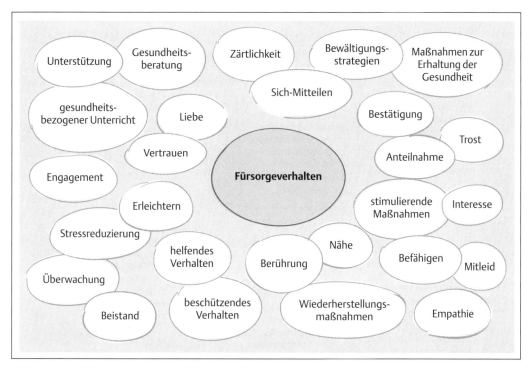

Abb. 3.**3**   Aspekte des Fürsorgeverhaltens nach Leininger.

Einklang mit dem kulturellen Hintergrund mit dem Patienten planen und durchführen zu können. Sie ist der Ansicht, dass sich die Pflegenden außer einer allgemeinen Empathie für die Situation des Patienten mit der eigenen Kultur auseinander gesetzt haben müssen. Dann sind sie eher in der Lage, ein Verständnis für andere Kulturen zu entwickeln, und können dadurch kulturelle Blindheit, Schock, Aufdringlichkeit und Ethnozentrismus vermeiden. Eine Krankenschwester muss immer dann, wenn es sich um Care handelt, die Kultur kennen lernen und nach Übereinstimmung (kulturelle Pflegeuniversalität) bzw. Unterschieden (kulturelle Pflegediversität) suchen (vgl. Abb. 3.**4**). Damit dies möglichst gut gelingt, stützt sich die Transkulturelle Pflege auf die „Innenan-

sicht" (Emic-View), sozusagen auf die Befindlichkeit des Patienten (Brouns 1993, S. 191 – 196; Marriner-Tomey 1992, S. 229 – 255; Kellnhauser 1996).

Leininger versteht die kulturelle Pflege als einen *Prozess,* der mit der *Kenntnissammlung* beginnt, zur *Beschlussbildung* führt und schließlich im *konkreten Handeln* in der Praxis endet. Diese einzelnen Stationen haben bei einem entsprechenden Verlauf eine kulturkongruente Krankenpflege zur Folge. Die Kenntnissammlung hat einen hohen Stellenwert bei Leininger. Ihrer Meinung nach sollten die Patienten selbst die wichtigste Informationsquelle sein, um Fehlinterpretationen zu vermeiden.

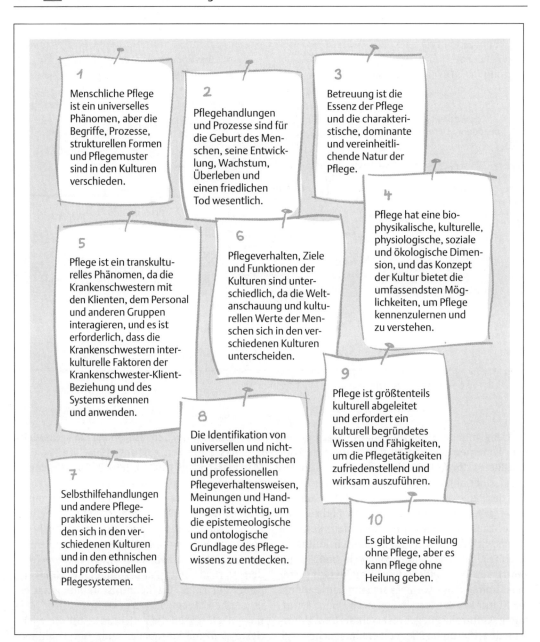

1 Menschliche Pflege ist ein universelles Phänomen, aber die Begriffe, Prozesse, strukturellen Formen und Pflegemuster sind in den Kulturen verschieden.

2 Pflegehandlungen und Prozesse sind für die Geburt des Menschen, seine Entwicklung, Wachstum, Überleben und einen friedlichen Tod wesentlich.

3 Betreuung ist die Essenz der Pflege und die charakteristische, dominante und vereinheitlichende Natur der Pflege.

4 Pflege hat eine biophysikalische, kulturelle, physiologische, soziale und ökologische Dimension, und das Konzept der Kultur bietet die umfassendsten Möglichkeiten, um Pflege kennenzulernen und zu verstehen.

5 Pflege ist ein transkulturelles Phänomen, da die Krankenschwestern mit den Klienten, dem Personal und anderen Gruppen interagieren, und es ist erforderlich, dass die Krankenschwestern interkulturelle Faktoren der Krankenschwester-Klient-Beziehung und des Systems erkennen und anwenden.

6 Pflegeverhalten, Ziele und Funktionen der Kulturen sind unterschiedlich, da die Weltanschauung und kulturellen Werte der Menschen sich in den verschiedenen Kulturen unterscheiden.

7 Selbsthilfehandlungen und andere Pflegepraktiken unterscheiden sich in den verschiedenen Kulturen und in den ethnischen und professionellen Pflegesystemen.

8 Die Identifikation von universellen und nicht-universellen ethnischen und professionellen Pflegeverhaltensweisen, Meinungen und Handlungen ist wichtig, um die epistemeologische und ontologische Grundlage des Pflegewissens zu entdecken.

9 Pflege ist größtenteils kulturell abgeleitet und erfordert ein kulturell begründetes Wissen und Fähigkeiten, um die Pflegetätigkeiten zufriedenstellend und wirksam auszuführen.

10 Es gibt keine Heilung ohne Pflege, aber es kann Pflege ohne Heilung geben.

Abb. 3.**4**   Hauptannahmen der Transkulturellen Pflege von Madeleine Leininger (Quelle: Marriner-Tomey: *Pflegetheoretikerinnen und ihr Werk,* Basel 1992).

3.2.3   Sunrisemodell – Sonnenaufgangmodell

In ihrem *Sunrisemodell* (Sonnenaufgangmodell) hat Leininger ein Schema entworfen, in dem die einzelnen Komponenten ihrer *Theorie des Culture*

Care und deren wechselseitige Einflüsse dargestellt sind (Abb. 3.**5**). Das gesundheitliche Wohlbefinden des Patienten wird direkt von den Pflegepraktiken beeinflusst. Diese wiederum hängen von der kulturellen und sozialen Situation des Patienten ab. Als bestimmende Faktoren dieser

Abhängigkeiten nennt sie Technik, Religion und Philosophie, Verwandtschaft, kulturelle Werte und Lebensart, Politik und Recht, Wirtschaft und Bildung.

Leininger unterscheidet zwischen drei Gesundheitssystemen: dem traditionellen volkstümlichen Gesundheitssystem, dem System der Krankenpflege und dem professionellen System. Das System der Krankenpflege ist hierbei das verbindende Element zwischen dem volkstümlichen Gesundheitssystem, wie es in den einzelnen Kulturen praktiziert wird, und dem professionellen Gesundheitssystem, wie es in der Klinik vorgefunden wird. Welche pflegerische Entscheidung und Aktion der Behandlung zu Grunde gelegt wird, hängt von der Kenntnis dieser unterschiedlichen Systeme ab.

Zum Erreichen einer *kulturkongruenten Pflege* nennt Leininger am Ende ihres Schaubildes drei unterschiedliche *Pflegemodalitäten,* die die kultu-

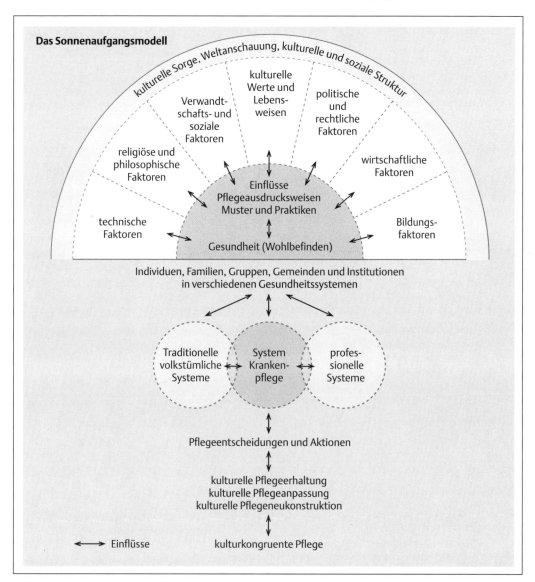

Abb. 3.**5** Sunrisemodell (Quelle: M. Leininger: *Cultural Care Diversity and Universality: A Theory of Nursing,* 1991).

rellen Bedürfnisse des Patienten in unterschiedlichem Maße berücksichtigt. Die *kulturelle Pflegeerhaltung* respektiert vollkommen die Kultur der betreffenden Person. Bei der *kulturellen Pflegeanpassung* wird versucht, eine Anpassung seiner Lebensweise auszuhandeln. Unter *kultureller Pflegeneukonstruktion* versteht Leininger Aktivitäten, die dem Patienten helfen seine Lebensweise, seine Gesundheits- und Pflegemuster auf eine kulturell akzeptable Weise zu ändern.

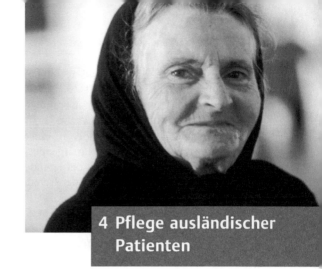

4 Pflege ausländischer Patienten

4.1 Fremdheit

Fremd ist der Fremde nur in der Fremde

Liesl Karlstadt: Wir haben in der letzten Unterrichtsstunde über die Kleidung des Menschen gesprochen und zuvor über das Hemd. Wer von euch kann mir nun einen Reim auf Hemd sagen?

Karl Valentin: Auf Hemd reimt sich fremd!

L. K.: Gut – und wie heißt die Mehrheit von fremd?

K. V.: Die Fremden.

L. K.: Jawohl, die Fremden. – Und aus was bestehen die Fremden?

K. V.: Aus „fremd" und aus „den".

L. K.: Gut – und was ist ein Fremder?

K. V.: Fleisch, Gemüse, Obst, Mehlspeisen und so weiter.

L. K.: Nein, nein, nicht was er isst, will ich wissen, sondern wie er ist.

K. V.: Ja, ein Fremder ist nicht immer ein Fremder.

L. K.: Wieso?

K. V.: Fremd ist der Fremde nur in der Fremde.

L. K.: Das ist nicht unrichtig. – Und warum fühlt sich ein Fremder nur in der Fremde fremd?

K. V.: Weil jeder Fremde, der sich fremd fühlt, ein Fremder ist, und zwar so lange, bis er sich nicht mehr fremd fühlt, dann ist er kein Fremder mehr.

L. K.: Sehr richtig! – Wenn aber ein Fremder schon lange in der Fremde ist, bleibt er dann immer ein Fremder?

K. V.: Nein. Das ist nur so lange ein Fremder, bis er alles kennt und gesehen hat, denn dann ist ihm nichts mehr fremd.

L. K.: Es kann aber auch einem Einheimischen etwas fremd sein!

K. V.: Gewiss, manchem Münchner zum Beispiel ist das Hofbräuhaus nicht fremd, während ihm in der gleichen Stadt das Deutsche Museum, die Glyptothek, die Pinakothek und so weiter fremd sind.

L. K.: Damit wollen Sie sagen, dass der Einheimische in mancher Hinsicht in seiner eigenen Vaterstadt zugleich noch ein Fremder sein kann. – Was aber sind Fremde unter Fremden?

K. V.: Fremde unter Fremden sind: Wenn Fremde über eine Brücke fahren, und unter der Brücke fährt ein Eisenbahnzug mit Fremden durch, so sind die durchfahrenden Fremden Fremde unter Fremden, was Sie, Herr Lehrer, vielleicht gar nicht so schnell begreifen werden.

L. K.: Oho! Und was sind Einheimische?

K. V.: Dem Einheimischen sind eigentlich die fremdesten Fremden nicht fremd. Der Einheimische kennt zwar den Fremden nicht, kennt aber am ersten Blick, dass es sich um einen Fremden handelt.

L. K.: Wenn aber ein Fremder von einem Fremden eine Auskunft will?

K. V.: Sehr einfach: Frägt ein Fremder in einer fremden Stadt einen Fremden um irgendetwas, was ihm fremd ist, so sagt der Fremde zu dem Fremden, das ist mir leider fremd, ich bin hier nämlich selbst fremd.

L. K.: Das Gegenteil von fremd wäre also – unfremd?

K. V.: Wenn ein Fremder einen Bekannten hat, so kann ihm dieser Bekannte zuerst fremd gewesen sein, aber durch das gegenseitige Bekanntwerden sind sich die beiden nicht mehr fremd. Wenn aber die zwei mitsammen in eine fremde Stadt reisen, so sind diese beiden Bekannten jetzt in der fremden Stadt wieder Fremde geworden. Die beiden sind also – das ist zwar paradox – fremde Bekannte zueinander geworden. (Karl Valentin 1990):

Ende 1996 lebten 7,3 Millionen Migrantinnen und Migranten in der Bundesrepublik Deutschland (vgl. 2.1.2). Nach Heidenreich (1995, S. 14) wird die Herausforderung, die der Fremde für eine Gesellschaft darstellt, zwischen den beiden Polen ihn wieder abzustoßen oder auf irgendeine Art zu integrieren, gesehen. Entwürfe der Integration reichen dabei von Aufforderungen zur Akzeptanz bis zur Entwicklung einer multikulturellen Gesellschaft.

Drei Ebenen sollten nach Nangia (1995, S. 38f) im Umgang mit dem „Fremden" beachtet werden:
- die sozial-psychologische Ebene,
- die politisch-rechtliche Ebene,
- die gesellschaftlich-strukturelle und geschichtliche Ebene.

Die sozial-psychologische Ebene meint den individuellen Umgang mit Migranten, mit dem, was jeder einzelne als fremd empfindet. Die politisch-rechtliche Ebene spricht die Institutionalisierung der Migranten als Fremde durch Ausländergesetze und Sonderregelungen an, während die gesellschaftlich-strukturelle und geschichtliche Ebene darauf verweist, dass das Fremde in einem Land durch geschichtliche Fremdenbilder konstruiert und so ein Prototyp von Fremdheit generiert wird.

Ausländische Familien sind zu einem Bestandteil der Bevölkerung Deutschlands und damit auch zu Adressaten sozialer Arbeit geworden, folglich werden neue Herausforderungen an das Pflegepersonal herangetragen. Das Fremde kann aber nicht allein auf das ethnisch Fremde beschränkt bleiben. Das Fremde erscheint „im Fall der Pflegewissenschaft und -forschung als unbekannte Kultur oder als unbekannte kulturelle Pflegekonzepte, die es zu identifizieren gilt. In der Pflegepraxis erscheint das Fremde personifiziert, wenn die Pflegehandlung zwei Personen mit unterschiedlichem kulturellen Hintergrund verbindet" (Habermann 1997, S. 55).

FALLBEISPIEL

„Eine 30-jährige türkische Patientin wurde zur Abklärung einer Eisenmangelanämie in die Klinik eingewiesen. Sie bot ein diffuses, wechselndes Beschwerdebild. Klagen über Bauchschmerzen, Rückenschmerzen, Kopfschmerzen wechselten mit Beschwerden über Kraftlosigkeit, Müdigkeit und Schwindelgefühle. Die Beschwerden zogen sich schon über ein Jahr hin und hatten Frau A. schon zu einigen Ärzten geführt. Außer der besagten Eisenmangelanämie konnten die konsultierten Ärzte allerdings keinen krankhaften Befund feststellen.

Frau A. war verheiratet und hatte drei Kinder. Sie war vor dreieinhalb Jahren zu ihrem Mann nach Deutschland gezogen, der zu diesem Zeitpunkt schon längere Zeit hier lebte und arbeitete. Sie sprach wenig Deutsch. Dieses Handicap schränkte ihren Handlungsradius erheblich ein. Von dem unbekannten Krankenhausbetrieb war Frau A. eingeschüchtert. Sie wusste nicht, wie sie sich verhalten sollte, wie sie sich ins Bett legen sollte, ob mit oder ohne Kopftuch, ob mit oder ohne Kleider, wann sie liegen sollte und wann sie aufstehen durfte, oder was sie essen sollte. Sie wurde täglich von ihrem Mann besucht, der dann Hilfestellung in der Kommunikation mit dem Personal geben konnte.

Während des Klinikaufenthalts wurde Frau A. einer umfangreichen Diagnostik unterzogen: Zu den konstanten Blutentnahmen kamen eine Sonographie, eine Gastroskopie, eine gynäkologische Untersuchung, die eine Probeentnahme eines Knotens der Brust zur Folge hatte, diverse

Röntgenaufnahmen und eine Leberpunktion. Im allgemeinen unterwarf sie sich der für sie undurchschaubaren Krankenhausdiagnostik klaglos, obwohl diese sie tief verunsicherte. Als Entlassungsbefund wurde eine mäßige Gastritis und eine chronische Leberentzündung festgehalten. Beide Befunde, die Gastritis wie auch die chronische Leberentzündung, stellten für die Ärzte allerdings keine ausreichende Erklärung für das tiefgehende Krankheitsgefühl der Patientin dar.

Aus den zunehmend vertraulicher gewordenen Gesprächen mit der türkischen Ärztin erfahren wir etwas über die Krankheits- und Behandlungswahrnehmung der Patientin: Wie viele Menschen aus ländlichen, unterentwickelten Gebieten (Frau A. stammt aus Ostanatolien), richtete sie zunächst hohe Erwartungen an die moderne Medizin, an der sie nun teilhatte. Diese fand sie nun schnell enttäuscht. Denn ihrem Körperverständnis nach schwächten sie die täglichen Blutentnahmen und stellten ein hohes zusätzliches Risiko für sie dar. Die Leberpunktion dagegen erlebte sie vergleichsweise angstfrei, da sie keine Gefährdung mit ihr verband. Als die Ärzte ihr keinen ihrem Krankheitsgefühl entsprechenden Befund mitteilen und damit auch keine therapeutische Hilfe bieten konnten, überraschte sie die Ärztin mit einer eigenständigen Diagnosestellung: Sie leide an ‚Göbek düsmesi', einer Krankheitsvorstellung in der Türkei, die sprachlich mit ‚gefallener Bauchnabel' übersetzt werden kann" (Habermann 1992, S. 37).

Dieser „gefallene Bauchnabel" steht für ein sogenanntes kulturgebundenes Syndrom im türkischen Volksglauben und weist darauf hin, dass ein Mensch aus seinem Gleichgewicht – physisch, psychisch, sozial – gekommen ist. Wäre diese Eigendiagnose bekannt gewesen, hätte sie als Hinweis für einen Gesprächsbedarf zur Darstellung und Bearbeitung ihrer psychosozialen Situation genutzt werden können. Auch zeigt sich beispielhaft mit welchen Ängsten, Anpassungsproblemen, unterschiedlichen Vorstellungen von der Bedeutung des Blutes und anderen kulturspezifischen Einschätzungen die Patientin durch den Kontakt mit einem fremden Gesundheitssystem konfrontiert war.

PRAXIS-TIPP Kompetente Pflege sollte das Fremde identifizieren und in die pflegerische Praxis integrieren. ∎

Dazu ist es nach Zielke-Nadkarni (1997) notwendig:
- sich bewusst zu machen, dass Wahrnehmung und Interpretationsprozesse von kulturellen Symbolen und Deutungsmustern gesteuert werden;
- eigenkulturelle Norm- und Werthaltungen wahrzunehmen (vgl. Tab. 4.1);
- Fehlkommunikation als solche zu erkennen und darüber sprechen zu lernen.

Habermann weist weiter darauf hin, dass es nicht nur ausreicht „Fremdheit" zu identifizieren, wenn es zu Problemen in der Pflegebeziehung zu Migranten kommt, sondern auch zu überlegen bzw. zu realisieren, wie wenig kulturelle Faktoren allgemein in der Pflege berücksichtigt werden, „dass auch bei deutschen Klienten kulturelle Faktoren, etwa lebensgeschichtlich verankerte Ursachenvorstellungen zu ihrer Erkrankung nicht immer systematisch in eine Pflegekonzeption aufgenommen werden" (1996, S. 129f).

Fremdheit sollte nach Habermann (S. 131) in drei pflegerelevanten Dimensionen betrachtet werden:

Tabelle 4.1   Einstellungen der Deutschen gegenüber verschiedenen Gruppen von Zuwanderern (in %) (nach Tisakolos 1983; in: Zielke-Nadkarni 1997).

Nationalität	Positiv	Neutral	Negativ	keine Angaben
Spanier	26	55	15	4
Jugoslawen	24	53	19	4
Griechen	24	56	16	4
Italiener	19	51	26	4
Portugiesen	14	61	19	6
Vietnamesen	13	56	26	5
Türken	8	40	48	4
Perser	7	50	38	5
Schwarzafrikaner	7	55	33	5
Nordafrikaner	6	55	33	6
Pakistani	5	48	42	5

- der Fremde als der ethnisch bestimmte Fremde (z. B. die kulturelle Welt eines Eskimos);
- der Fremde als der generalisierte Fremde (z. B. die Erlebniswelt eines alten oder verwirrten Menschen, die befremden kann);

- der Fremde als das Verdrängte (d. h. wie Fremdheit konstruiert wird).

„Denn das Fremde wird nur bemerkt, es entsteht letztlich nur in der Relation zu derjenigen Person, die es identifiziert" (Habermann 1997, S. 58).

4.2   Kultur und Pflege

Nach Leininger werden die Gesundheitsdienste u. a. von folgenden globalen Faktoren beeinflusst (Georg u. Roes 1994, S. 111f):

- Zunahme der Migration von Menschen mit unterschiedlichen gesundheitlichen Bedürfnissen und Erwartungen;
- Anstieg von kulturellen Konflikten innerhalb von Gesundheitssystemen, die unikulturell ausgelegt sind;
- steigender Bedarf an Gesundheitsdiensten, die transkulturelle Kompetenzen aufweisen;
- Zunahme von Non-Compliance und Verweigerung der Zusammenarbeit von Menschen verschiedener Kulturen;
- Anstieg von Fehldiagnosen durch kulturell bedingte Interpretationen von Gesundheit und Krankheit.

Die Migration hat u. a. den Kontakt mit einem anderen Gesundheitssystem zur Folge, welches als ein Teilsystem einer Kultur verstanden werden kann. Die wissenschaftlichen Veröffentlichungen zum Begriff Kultur sind sehr vielfältig und weisen darauf hin, dass dieser Begriff vieldeutig und problematisch ist. Eine mögliche Definition gibt Zielke-Nadkarni: „Kultur kann als Komplex von Leitlinien beschrieben werden, die Individuen als Mitglieder einer kulturellen Gruppe von Geburt an vermittelt werden und die ihre Weltsicht und Verhaltensweisen in Bezug auf andere Menschen, die Natur, metaphysische Einstellungen und vieles mehr formen. Das Hineinwachsen in eine Kultur wird als Enkulturation bezeichnet. Die Vermittlung kultureller Werte und Normen erfolgt von Generation zu Generation durch verschiedene Symbolsysteme wie das der Sprache, Kunst und verschiedener Rituale. Das Ergebnis des Enkulturationsprozesses ist eine kulturspezifisch geformte Sicht der Welt, die den Umgang mit anderen bestimmt. Der eigenkulturelle Hintergrund beeinflusst Wahrnehmungen, Werthaltungen, Gefühle, Familienstrukturen, Körperbild, Raum- und Zeitkonzepte und schließlich auch die Einstellung zu Gesundheit und zu Äußerungsformen von Krankheit" (1997, S. 107).

Habermann macht ergänzend deutlich, dass eine Definition von Kultur erstens den verschiedenen Welten, die die Identität eines Menschen bestimmen, gerecht werden muss. Zweitens soll sie die Entscheidungsmöglichkeiten und drittens die Situationsabhängigkeit von Verhalten einbeziehen. Viertens müssen politische und ökonomische Faktoren, die wesentlich Gesundheits- und Krankheitsverhalten beeinflussen, integriert werden (1996, S. 129f).

Demzufolge sind Kulturen „intersubjektive Symbolsysteme, die die Wirklichkeit und die Lebensprozesse einer kulturellen Gemeinschaft strukturieren. Es sind Muster, nach denen Menschen ihr Leben ausrichten und die sie andererseits zur Anwendung bringen. Die Kulturmuster liegen dem öffentlichen Verhalten zugrunde. In diesem Sinne kann Kultur eine Ethnie sein, aber auch eine Statusgruppe, eine Dorfgemeinschaft, eine Peergroup o. ä." (Sich 1995, S. 17).

Bezogen auf die Gesundheitssysteme weisen diese „eigene Normen, Werte, Sprachstrukturen und Handlungsmuster auf, die denen der Herkunftsgesellschaft der Migranten nur teilweise entsprechen" (vgl. Zielke-Nadkarni 1997, S. 101). Krankheit und Gesundheit sind gesellschaftlich und kulturell geprägte Konstrukte. „Die Kultur beeinflusst die Art und Weise, wie ein Individuum bestimmte Empfindungen wahrnimmt, welchen Stellenwert bestimmte Symptome haben, wie Schmerz empfunden wird, welchen Organen besondere Aufmerksamkeit gewidmet wird etc. Es sind die im Sozialisationsprozess erlernten Wahrnehmungsmuster, Körperkonzepte und Emotionen, die das Krankheitsempfinden von Kultur zu Kultur verschieden prägen. Die Kultur beeinflusst auch, welche Art von unerträglichen physischen, psychischen oder sozialen Stress in welcher Form von Missempfindlichkeit ausgedrückt und eingeordnet wird. Weiter strukturiert die kulturelle Erfahrung, was als Krankheit wahrgenommen wird und wie das Phänomen im kulturellen Prozess von allen Beteiligten behandelt und verarbeitet wird. Krankwerden und Kranksein sind so in das Zeichensystem einer jeweiligen Kultur eingebettet" (Habermann 1995, S. 72). Hurrelmann macht auf die Bedeutsamkeit der Identifizierung einer ethnozentrischen Betrachtungsweise aufmerksam, wonach es bei einer Vernachlässigung von kulturellen Faktoren zu falschen Einschätzungen von Gesundheit und Krankheit kommt: „Welche Personen, welche Personen- oder Funktionsgruppen, haben aufgrund welcher Legitimationsbasis welche Möglichkeiten, Verhaltensausprägungen von Menschen als mehr oder weniger normal, als sozial konform oder abweichend, als psychisch angepasst oder auffallend, als körperlich gesund oder krank zu klassifizieren? [...] Da cs sich hierbei um eine Machtfrage handelt, ziehen sich auch durch eine scheinbar nur nach psychologischen, pädagogischen, psychiatrischen oder medizinischen Gesichtspunkten vorgenommene Klassifizierung unvermeidlich soziale und kulturelle Maßstäbe, die den beteiligten Akteuren oft nicht bewusst sind" (1991, S. 19).

Grottian führt dazu innerhalb des Themas Gesundheit und Krankheit in der Migration verschiedene Beispiele auf. Sie berichtet von türkischen Frauen, die mit ihren körperlichen Beschwerden ernst genommen werden wollen und solide körperliche Untersuchungen erwarten, statt dessen aber psychische Erklärungen für ihre Beschwerden erhalten. Eine Frau erzählt: „Die Ärztin sagt immer, die Krankheiten der Türkinnen kommen vom Heimweh. Ich glaube das nicht, vielleicht, wenn man Kopfweh hat, aber nicht bei Rücken- oder Magenschmerzen." Eine weitere junge Frau berichtet, dass sie jahrelang hinsichtlich der Diagnose Migräne behandelt wurde, eine Migräne, die psychisch bedingt sei. Sie fuhr dann in die Türkei und ließ sich von einem türkischen Arzt untersuchen. Dieser Arzt stellte nach der Untersuchung ihrer Augen fest, dass die junge Frau an einem Sehfehler litt und verordnete ihr eine Brille. Seit sie nun diese Brille trägt, sind ihre sogenannten psychisch bedingten Schmerzen verschwunden (1991, S. 196ff).

Erlebte Diskriminierung für ausländische Patienten zeigte sich nach einer qualitativen Untersuchung der Arbeitsgruppe Interkulturelle Pflege in folgenden Formen:
* Zuweisung einer *Sonderrolle* durch die gemeinsame Unterbringung von Nicht-Deutschen in einem Zimmer;
* *Ignoranz* durch Nicht-ernst-genommen-Werden oder die Nichtberücksichtigung von kulturell-religiösen Besonderheiten;
* *Intoleranz* gegenüber einer anderen Lebensweise;
* *ungleiche Behandlung* von Ausländern und Deutschen;
* offene *Aggressionen* und *Gewalt* (1997, S. 157f).

Auswirkungen, die falsche Zuweisungen und Einschätzungen im Gesundheits- und Krankheitsprozess haben können, fasst Zielke-Nadkarni folgendermaßen zusammen:
Für den Dienstleistungssektor *Gesundheit:*
* Verschwendung von Testverfahren, Behandlungen und Medikamenten;
* Frustrationen beim Personal;
* Verlust der Arbeitszufriedenheit;
* mangelnde Ausnutzung der Arbeitszeit.
Für die *Patienten:*
* Frustrationen und Ärger;
* Zeitverschwendung;
* Entfremdung;
* unbehandelte Krankheiten, zu spät behandelte Krankheiten;
* Schmerz, Sorge, Angst und Hoffnungslosigkeit;
* zunehmende perinatale Morbidität und Mortalität (insbesondere bei türkischen Patientinnen).

Diese Auswirkungen zeigen die Bedeutung interkultureller Pflegekompetenz in der Beziehung Patient-Pflegepersonal auf. Bei einer Untersuchung zum Thema „Multikulturalität" an einem Berliner Krankenhaus wurde deutlich, dass es bei der Pflege ausländischer Patienten oft nicht nur um Verständigungsprobleme geht. Auch Empathifähigkeit, Fähigkeit zur Problemanalyse und Konfliktfähigkeit sind im Umgang mit ausländischen Patienten angesprochen. Neben diesen Kompetenzen und Qualifikationen sollten ergänzend Hilfsmittel, wie Informationsbroschüren, Wegweiser und Formulare in verschiedenen Sprachen zur Verfügung stehen, Sprachkursangebote für das Personal existieren und Übersetzer eingefordert werden (Kollak u. Küpper 1997, S. 116f.).

Ausländische Patienten nannten in Interviews der Arbeitsgruppe Interkulturelle Pflege hauptsächlich drei Faktoren für eine als gut zu bezeichnende Betreuung:

- persönliche Erfahrung der Pflegenden, so dass sie bestimmte Probleme nachempfinden können;
- Beziehungsgestaltung und freundliche Umgangsformen, d.h. Entgegenkommen und Annahme der Bedürfnisse der Patienten;
- Zuverlässigkeit und Kontinuität im Handeln (1997, S. 161f).

Zielke-Nadkarni führt an Zielsetzungen interkultureller Pflegekompetenz auf:

- „Wahrnehmung und Bewusstmachung der eigenkulturellen Norm- und Werthaltungen, die pflegerische Vorstellungen und Interventionen determinieren;
- Öffnung für verschiedene Pflegekonzepte, Pflegeerwartungen und Praktiken;
- Hinterfragen und Neugestaltung bisheriger professioneller Formen des Umgangs mit ausländischen Patienten und Kollegen" (1997, S. 102).

FALLBEISPIEL

An folgendem Fallbeispiel aus einem Projekt in Köln wird eine mögliche Integration von verschiedenen Vorstellungen und kulturellen Werthaltungen deutlich:

„Ein zehnjähriger Junge kam ins Krankenhaus mit Verdacht auf Hirntumor. Den Eltern wurde vom Arzt ausführlich die Erkrankung erklärt und auf die notwendige Operation hingewiesen. In einer Operation sahen die Ärzte die einzige Überlebenschance des Kindes. Die Eltern reagierten auf diese Mitteilung sehr gefasst und blieben auch in den folgenden Tagen erstaunlich ruhig, was zunächst sehr verwunderte, denn in der Regel reagierten Eltern mit stärkeren Gefühlsausbrüchen.

Während eines Beratungsgespräches einige Tage vor der Operation bat die Mutter die Sozialberaterin plötzlich, den Arzt zu fragen, ob er den Jungen einige Monate beurlauben könne. Zunächst wollte die Mutter nicht so recht sagen, warum sie diesen Wunsch hatte. Die Sozialberaterin fragte nicht weiter nach und vereinbarte ein Gespräch mit dem behandelnden Arzt. Die Eltern wiederholten ihren Wunsch und erzählten, dass sie mit dem Jungen in die Türkei fahren wollten, um ihn dort einem Hodscha (Gesundbeter) vorzustellen. Von dem Hodscha erhofften sie sich die Hilfe, die sie bisher in einem Krankenhaus nicht gefunden hatten. Sie waren so fest davon überzeugt, dass der Hodscha ihren Sohn wieder gesund machen könne, dass selbst die erschreckende Mitteilung der Diagnose ‚Hirntumor' sie nicht hatte treffen können.

Die Erkrankung ließ eine Reise in die Türkei unter keinen Umständen zu und die Eltern mussten deshalb zur Einwilligung zu der Operation überzeugt werden. Weder den verständnisvollen Ärzten noch den Psychologen, die hinzugezogen wurden, gelang es, die Eltern zur Zustimmung zu der Operation zu bewegen. Man wollte die Einwilligung zur Operation von den Eltern nicht erzwingen, obwohl dies mit dem Einsatz aller Autorität mit Sicherheit geglückt wäre.

Den Glauben der Eltern respektierend, bemühte sich die Sozialarbeiterin in Absprache mit den Ärzten, einen Hodscha ausfindig zu machen und zu einer Konsultation ins Krankenhaus zu bitten. Dies gelang, denn die Eltern waren mit dem Kompromiss einverstanden und willigten in die Operation ein.

Der Junge starb einige Monate nach der Operation. Die Eltern konnten seinen Tod ohne Schuldzuweisungen annehmen, denn sie hatten ihm alle möglichen Hilfen gegeben." (Moll 1989, S. 877)

Im nächsten Abschnitt werden die Aussagen von Leininger zur Beeinflussung der Gesundheitsdienste im Hinblick auf folgende Bereiche konkretisiert:

- Geschlechterrollen und Familienstruktur der türkisch-islamischen Gesellschaft;
- Lebenssituation und -befindlichkeit älterer Ausländer;
- Schmerzverständnis und Schmerzverhalten.

4.2.1 Geschlechterrollen und Familienstruktur am Beispiel der türkisch-islamischen Gesellschaft

Wie bereits in Kapitel 1.1.2 aufgezeigt, handelt es sich bei „den Ausländern" in Deutschland um eine sehr inhomogene Gruppe. Aus diesem Grund kann eine Darstellung der Rollenverteilung und Familienstrukturen nur exemplarisch erfolgen. Als Beispiel wurde die türkisch-islamische Gesellschaft gewählt, weil es sich bei den Türken um die zahlenmäßig größte Gruppe ausländischer Mitbürger in der Bundesrepublik handelt. Diesbezügliche Kenntnisse sind daher für Pflegende von besonderer Relevanz.

Die Rollenverteilung in türkischen Familien wird in vielen Fällen nicht unserem Verständnis entsprechen, „jedoch kann unser Rollenverständnis in einer *patienten*orientierten Pflege nicht handlungsleitend sein" (Dreut 197, S. 197). Für professionell Pflegende bedeutet dies, dass sie ihre eigenen Einstellungen zur Rolle von Frau und Mann soweit wie möglich außen vor lassen und stattdessen versuchen, sich empathisch in die Sichtweise des Patienten einzufühlen. Dabei ist zu berücksichtigen, dass unterschiedliche Sichtweisen und Einstellungen nicht nur *zwischen* zwei Kulturen, sondern auch *innerhalb* einer kulturellen Gruppe vorkommen (vgl. Dreut 1997, S. 196). Das heißt einerseits, dass man nicht von einem türkischen (oder deutschen) Patienten auf den anderen türkischen (oder deutschen) Patienten schließen kann, und andererseits, dass die in diesem Kapitel zusammengefassten Erkenntnisse die Auseinandersetzung mit jedem einzelnen, individuellen Patienten nicht ersetzen. Sie können lediglich als Hilfestellung dienen.

Familiäre Strukturen

In vielen türkischen Familien ist eine patriarchalisch-hierarchische Familienordnung vorhanden:

Die weiblichen Familienangehörigen sind den männlichen nachgeordnet, ebenso die jüngeren den älteren. Der älteste Mann in der Familie ist somit der höchste Entscheidungsträger. Eine Art „Außenseiterposition" nimmt die Schwiegertochter ein. „Die Hierarchie in der Familie wird von den Kindern schon eingeübt, indem die jüngeren Geschwister beispielsweise die älteren nicht mit ihrem Vornamen, sondern mit ‚großer Bruder' (= ‚abi') oder ‚große Schwester' (= ‚abla') anreden. Der älteste Sohn der Familie hat eine angesehene, führende und zugleich fürsorgliche Stellung. Die Erziehung des ältesten Sohnes ist darauf ausgerichtet, dass er in allen familiären und außerfamiliären Bereichen seinen Vater zu vertreten lernt. Dies führt zu einer kontinuierlichen Bestätigung der männlichen Rolleninhalte bereits im frühen Kindesalter" (Moll 1989, S. 872). Die frühe Internalisierung der Rollenerwartungen wird zusätzlich dadurch verstärkt, dass die Kinder im Vorschulalter kaum Kontakte außerhalb der Familie haben. Die Entwicklung der Persönlichkeit ist zunächst durch die Familie begrenzt.

Erwartungen an die Rolle der Frau

Die Rolle der Frau ist im Wesentlichen festgelegt durch ihre Unterordnung dem Mann (Vater, Bruder) gegenüber und durch die Rolle als Mutter. Der Frau obliegt die Erziehung der Kleinkinder und die Erfüllung häuslicher Belange. Spielraum zu abweichender Rolleninterpretation gibt es insbesondere für junge Frauen und Mädchen kaum. Die positive Seite der traditionellen Familienstruktur zeigt sich für die Frauen in engen zwischenmenschlichen Beziehungen und sozioemotionaler Sicherheit. Die Ergebnisse einer Studie (Richter-Pridi 1981) weisen darauf hin, dass der geringe Status von Frauen in einer patriarchalischen Gesellschaft nicht unbedingt mit geringem Selbstwertgefühl verbunden ist. Während Frauen in Industrieländern oft in psychischer Abhängigkeit von Männern leben, sind moslemische Frauen weitgehend unabhängig von männlicher Anerkennung und Wertschätzung (Richter-Pridi sinngemäß zitiert von Moll 1989, S. 872). Wichtiger ist die soziale Anerkennung, zu der sie durch Mutterschaft gelangen. Generell steigt das Ansehen einer Frau, wenn sie ein Kind geboren hat, mehr noch, wenn sie einen Sohn geboren hat. Die Geburt an sich ist Sache der Frauen, nur selten ist in der Türkei der Ehemann bei der Entbindung anwesend. Auch männliche Geburtshelfer sind unerwünscht.

PRAXIS-TIPP Da türkische Frauen normalerweise mit Familienmitgliedern oder anderen Frauen zusammen sind, fühlen sie sich im Krankenhaus häufig einsam und isoliert, gleich ob sie krank sind oder ob sie ihr krankes Kind im Krankenhaus betreuen. Die Situation ist ihnen fremd. Berücksichtigen Sie dieses Problem bei der Planung und Durchführung der Pflege. ■

Erwartungen an die Rolle des Mannes

Der Mann stellt für die Familie die Verbindung zur Außenwelt dar. Er ist Familienoberhaupt und Haushaltsvorstand und hat eine Fürsorgepflicht gegenüber seiner Familie. Die Ehre ist der höchste Wert in der türkisch-islamischen Gesellschaft. Sie verlangt vom Mann Stärke, Selbstbewusstsein, Männlichkeit und die Fähigkeit, die Frauen seiner Familie zu schützen und zu verteidigen (vgl. Moll 1989, S. 872). Der Mann ist auch für die Aufrechterhaltung der Ehre der Frauen in seiner Familie verantwortlich. Somit bedeutet die Verletzung der Ehre der Frau gleichzeitig eine Ehrverletzung des Mannes. Ehrenhaftes Verhalten einer Frau zeigt sich in Keuschheit, Treue und insgesamt sittlichem Verhalten. Verhält sich z. B. eine türkische Jugendliche unehrenhaft, so verlieren sie *und* ihr Vater die Ehre.

! Ein Mann kann sich von seiner Frau scheiden lassen, wenn sie keine Kinder bekommen kann. Türkische Frauen im gebärfähigen Alter lehnen Uterusoperationen häufig ab, weil sie befürchten, keine Kinder mehr bekommen zu können und damit keine vollwertige Frau mehr zu sein.

Freizeitverhalten

In der westlichen Kultur wird meist davon ausgegangen, dass das von klein an praktizierte Beisammensein der Geschlechter die Gefahr von Übergriffen verringert und die Ausbildung bestimmter Komplexe hemmt. Diese Sichtweise ist für die islamische Gesellschaft nicht akzeptabel.

Daher ist das Beisammensein der Geschlechter besonders geregelt. Nach traditionellen islamischen Vorstellungen verbringen türkische Frauen und Männer ihre Freizeit außer Haus überwiegend in geschlechtsspezifisch getrennten sozialen Gemeinschaften. Die Frauen sind in ihrer Freizeit meist mit anderen weiblichen Familienmitgliedern oder auch mit Frauen aus der Nachbarschaft zusammen. Die Männer treffen sich häufig in Teehäusern oder ähnlichen Lokalen, die von Frauen nicht besucht werden dürfen. Darüber hinaus ist der Stellenwert von religiösen Veranstaltungen besonders hoch.

Bekleidungsvorschriften

Zum Schutz der Frau kennt der Islam strenge Bekleidungsvorschriften. In der Öffentlichkeit und in männlicher Gesellschaft – engste Verwandte sind ausgenommen – muss eine Frau ihre Reize bedecken, d. h. außer Gesicht, Händen und Füßen soll der ganze Körper verhüllt sein. Bestimmte Kleidungsstücke bzw. -modelle sind nicht vorgeschrieben, jedoch dürfen die Intimzonen des Körpers nicht durch dünne oder enge Kleidung betont werden. Frauen wie Männer wählen die Bekleidung den jeweiligen Bedingungen und Möglichkeiten entsprechend. Auch im Krankenhaus ist die Frau verpflichtet, ihre Haare zu bedecken und sich angemessen zu kleiden. Kurze, enge oder durchsichtige Nachthemden und auch Flügelhemden sollten gemieden werden.

Für Männer gelten auch Kleiderregeln, sie werden jedoch nicht so streng gehandhabt. Ihre Kleidung soll einfach und sauber sein. Im Gegensatz zu den Frauen dürfen Männer keine Seide tragen. Männer sollen in der Moschee bzw. beim Gebet eine Kopfbedeckung tragen. Meist sieht man heute eine kleine gehäkelte Kappe. Generell soll eine Nachahmung der Bekleidung der westlichen Kultur vermieden werden; daher werden Krawatten abgelehnt, der Hemdkragen wird auch bei festlichen Anlässen offen getragen.

! Die Kleidung der Krankenschwestern in Deutschland entspricht nicht den Bekleidungsvorschriften des Islam. Einen Moslem kann dies verunsichern, er fühlt sich unter Umständen herausgefordert und verhält sich möglicherweise anzüglich (vgl. Khoshrouy-Sefat 1984, S. 396).

Schamgefühl

Viele moslemische Frauen und auch Mädchen haben aus unserer Sicht ein gesteigertes Schamgefühl. Dies ist darauf zurückzuführen, dass nach islamischen Gesetzen die Scham den Wert einer Frau erhöht. Sich im Beisein einer gleichgeschlechtlichen – mehr noch einer gegengeschlechtlichen – Pflegeperson auszuziehen kann türkischen Frauen und Mädchen große Probleme bereiten.

PRAXIS-TIPP Türkische Frauen haben, wie auch viele deutsche, große Probleme, insbesondere eine gynäkologische Untersuchung ungehemmt über sich ergehen zu lassen. Legen Sie eine kleine Decke oder ein Tuch bereit, mit dem sich die Patientin etwas abdecken kann. Oft bedeutet es schon eine psychologische Erleichterung, wenn wenigstens Bauch und Arme (zusätzlich zur Kleidung) unter dem Tuch „versteckt" werden können. ∎

Die Gesetze des Islam verbieten allerdings nicht die körperliche Untersuchung durch einen Arzt. Hier sind die Wurzeln der Ablehnung seitens der Frau eher in den patriarchalischen Grundsätzen der Gesellschaft zu suchen (vgl. Moll 1989, S. 876). Hingegen ist die Pflege von Frauen durch Männer nach den islamischen Gesetzen verboten (vgl. Khoshrouy-Sefat 1984, S. 396).
Nach Erikson entsteht das Gefühl der Scham, wenn man meint, exponiert zu sein (vgl. Schiff 1997, S. 253). Es kann daher vorkommen, dass sich eine Frau für eine andere Frau schämt, wenn diese sich schamlos verhält. Sie befürchtet, dass andere (vor allem Männer) sie aufgrund ihrer Gleichgeschlechtlichkeit mit der anderen, „schamlosen" Frau identifizieren. Während der Menstruation gilt eine moslemische Frau als „unrein". Sie darf dann z. B. ihre Religion nicht ausüben, denn körperliche und seelische Reinheit hängen im Islam eng zusammen. Viele Frauen empfinden ihre Menstruation als schmerzhaft und unangenehm. Deshalb stellt dieses Verbot gleichzeitig auch eine Erleichterung für die Frauen dar, indem sie von religiösen Pflichten befreit sind. Darüber hinaus darf eine Moslemin während ihrer Menstruation aus hygienischen Gründen keinen Geschlechtsverkehr haben. Des Weiteren ist es tabuisiert, über körperliche Belange zu sprechen. Daher schämen sich viele muslimische Frauen, wenn sie beispielsweise zu ihrem Zyklus befragt werden, besonders dann, wenn der Ehemann oder der Sohn übersetzen muss.

PRAXIS-TIPP Die Pflege einer muslimischen Patientin erfordert von der Pflegenden ein hohes Maß an Taktgefühl. Die Krankenschwester muss offen sein auch für die Ängste der Patientin, die sie nicht kennt und in die sie sich aufgrund der kulturellen Unterschiede möglicherweise nicht oder nur schwer wird einfühlen können. ∎

Das Thema Scham lässt sich folgendermaßen zusammenfassen: „Scham entsteht zwar in bestimmten gesellschaftlichen Bezügen, trotzdem können keine allgemeinen Aussagen über Schamgrenzen und das Auftreten von Schamgefühlen gemacht werden. Wissen über religiöse und kulturelle Hintergründe ist hilfreich und notwendig; entscheidend ist aber, ob und inwiefern die zu pflegende Person in ihre Kultur eingebunden ist und ob Traditionen und Ausübung von Religion für sie notwendiger Bestandteil ihrer Identität sind" (Schiff 1997, S. 254).

Strategien der türkischen Frauen in der patriarchalischen Gesellschaft und Probleme in Deutschland

Nach unserer Auffassung wird die Gleichstellung der türkisch-islamischen Frauen und Männer unterdrückt; damit werden die Frauen, im Gegensatz zu den Männern, im eigentlichen Sinne des Wortes er-niedrigt. Daraus resultierend haben die Frauen effektive Strategien entwickelt, mit der Männervorherrschaft umzugehen, ihr entgegenzuwirken. Türkische Frauen pflegen in der Regel enge Beziehungen zu ihren Söhnen, auch wenn diese schon erwachsen sind, und üben damit große Einflussnahme auf. Des Weiteren nutzen sie ihre sozial und emotional gefestigten Positionen in den Frauengemeinschaften dazu, ihre Wünsche und Vorstellungen bei den Männern durchzusetzen. Zum Beispiel werden Gerüchte weitergetragen, die das Ansehen des Mannes schädigen können. An dieser Stelle wird deutlich, weshalb auf die hier lebenden türkischen Frauen besondere Probleme zukommen: Sie werden häufig der schutzbietenden Frauengemeinschaften, aber auch ihrer spezifischen Funktionen in Haushalt und Kindererziehung beraubt oder in ihrer Ausübung stark eingeschränkt. Wenn islamische Frauen nach ihrem traditionellen Rollenverständnis in Deutschland leben möchten, bedeutet dies meist soziale Isolation, weil sie in der Regel nicht außer Haus arbeiten gehen und ihnen in unserer individuellen Gesellschaft der Kontakt zu Nachbarinnen oder anderen Frauen fehlt. Verschärft wird die Situation, wenn der Mann der Frau verbietet, alleine das Haus zu verlassen. Daraus resultiert seltener Kontakt zu Deutschen, was wiederum zu mangelnden Sprachkenntnissen führt. Die Folge ist wieder eine Verstärkung der sozialen Isolation.

Vor diesem Hintergrund kann es hilfreich sein, die eigene Einstellung den nach traditioneller Vorstellung lebenden türkischen Frauen in Deutschland gegenüber noch einmal zu überdenken: Allein die Emigration in ein anderes Land, in einen anderen Kulturkreis bedeutet schon eine erhebliche psychische Belastung und Verunsicherung. Das Festhalten an Normen und Werten der Ursprungsgesellschaft sollte daher nicht als „Starrköpfigkeit" gewertet werden. Es kann für die betroffenen Frauen, und auch Männer, der Versuch sein, ein wenig Ordnung und Sicherheit in der „neuen Welt" zu erhalten.

4.2.2 Zur Lebenssituation und -befindlichkeit älterer Ausländer

Die statistischen Angaben, die Daten und Situationsbeschreibungen dieses Kapitels gehen auf Veröffentlichungen des Bundesministeriums für Arbeit und Sozialordnung und des Kuratoriums Deutsche Altenhilfe zurück.

In den Krankenhäusern liegt das Durchschnittsalter der ausländischen Patienten (vor allem aus demographischen Gründen) deutlich unter dem der deutschen. In Zukunft wird diese Differenz jedoch immer geringer werden. In den Altenheimen wird die Anzahl der Bewohner fremder Nationalitäten stark zunehmen, ebenso in der ambulanten Pflege. Diese Entwicklung stellt die professionell Pflegenden auf allen Hierarchieebenen vor neue Herausforderungen.

Lange Zeit dachte man, dass die in Deutschland lebenden Ausländer nur aus Gründen der Erwerbstätigkeit hier seien und anschließend in ihre Heimat zurückkehren würden, was sich zunehmend als Trugschluss herausstellte. Auch für viele Migranten entwickelte sich das Leben in Deutschland zum „ungeplanten Daueraufenthalt" (Boos-Nünning). Untersuchungen zufolge ist – trotz dauerhaften Verbleibs in Deutschland – ihr Wunsch nach Rückkehr ins Heimatland bestimmend für die *Lebensorientierung und -gestaltung.* Dabei wird der Verbleib in Deutschland nicht als Ausdruck des Bleiben-Wollens, sondern eher als Ausdruck des Nicht-mehr-zurück-Könnens gedeutet. Vor diesem Hintergrund wird unter anderem deutlich, weshalb ein Großteil der älteren Migranten und Migrantinnen trotz langer Aufenthaltsdauer unterdurchschnittliche deutsche Sprachkenntnisse und wenig Kontakt zu Deutschen hat (vgl. Kap. 1.2.1 und 1.2.2).

Anteil älterer Migranten

Die Zahl der aus dem Erwerbsleben ausgeschiedenen Ausländer wird in absehbarer Zeit aus vielfältigen Ursachen stark zunehmen (Abb. 4.1).

- Viele ausländische Arbeitnehmer werden das Ruhestandsalter erreichen.
- Aufgrund der starken Arbeitsbelastung werden viele ausländische Arbeitnehmer früher berufs- oder erwerbsunfähig sein (vgl. Kap. 1.3.2).
- Ältere Ausländer werden aufgrund ihres niedrigen Qualifikationsniveaus und aufgrund des hohen Beschäftigungsanteils in besonders vom Arbeitsplatzabbau bedrohten Branchen (z. B. im Bergbau) schneller arbeitslos und finden nur noch schwer einen neuen Arbeitsplatz.

Gesundheitliche Situation und Versorgung

Bei Migranten kommen verschiedene Belastungsfaktoren zusammen, zum Beispiel:
- erschwerte Arbeitsbedingungen;
- Altersarmut, besonders bei Frauen (Am 1. Januar 1992 betrug der durchschnittliche Rentenzahlbetrag bei türkischen Witwen und Witwern 507 DM; 98 % der Betroffenen erhielten weniger als 1000 DM. Davon müssen oft mehrere Personen leben);
- psychosoziale Probleme;
- schlechte Wohnverhältnisse;
- aufenthaltsrechtliche Unsicherheiten.

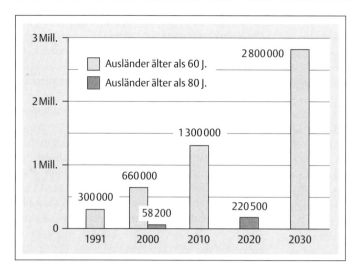

Abb. **4.1** Entwicklung des Anteils älterer Migranten in der Bevölkerung (Quelle: Kuratorium Deutsche Altershilfe [Hrsg.] 1995, S. 20).

Gleichzeitig verfügen Migranten nur über geringe Kompensationsmöglichkeiten. Bisher spiegelte sich diese Konstellation in einem hohen Krankenstand und in einem zunehmenden Anteil an Frühinvalidität, Berufskrankheiten und Arbeitsunfallfolgen wider. Mit sehr großer Wahrscheinlichkeit wird dadurch das *Risiko der Pflegebedürftigkeit* im Alter erhöht sein. Alte Migranten leiden immer häufiger an Alkohol- und Medikamentenabhängigkeit. Als eine Ursache dieser Erkrankungen wird gesehen, dass die Betroffenen „aufgrund eines auf ein Provisorium ausgerichteten Arbeitslebens in der Bundesrepublik ihre physischen Kräfte nicht ökonomisch eingesetzt, sondern sich völlig verausgabt haben, um möglichst schnell die Existenzsicherung in der Heimat zu erreichen" (Bultan zitiert nach Kuratorium Deutsche Altershilfe [Hrsg.] 1995, S. 7). Auf der einen Seite leben ältere Migranten insgesamt unter erschwerten Bedingungen, was die Ausgangslage für ein zufriedenes Alter beeinträchtigt, andererseits wird die bessere medizinische Versorgung in Deutschland (im Vergleich zum Heimatland) als ein Grund dafür angesehen, hier bleiben zu wollen.

Subjektive Bewertung der Lebenssituation

Trotz verschiedener Probleme und Schwierigkeiten und den daraus resultierenden psychischen Belastungen gaben in einer Studie (198 Befragte im Alter ab 55 Jahre) 71 % der befragten Türkinnen und Türken und 63 % der befragten Italiene-rinnen und Italiener an, mit ihrer Situation zufrieden oder sehr zufrieden zu sein. Viele fühlen sich in Deutschland noch immer fremd, einem großen Teil ist Deutschland zur zweiten Heimat geworden.

Die Aussage einer zu ihren Verbleib- oder Rückkehrabsichten befragte ältere Türkin lautet folgendermaßen:

„Man hat die Nachtigall in einen goldenen Käfig eingesperrt. Ihr das beste Futter gegeben, sie hat alles gehabt, aber die Nachtigall hat nicht mehr gesungen. Sie war sehr traurig. Sie hatte Heimweh. Nachdem die Nachtigall freigelassen wurde, flog sie zu ihrem Rosenstrauch zurück und war glücklich. Das gilt auch für die Menschen, egal, wo sie leben. Für jeden Menschen bleibt die Heimat immer die Heimat." (Quelle: Deutsches Rotes Kreuz: Das Thema: Alt in der Fremde – Heimat im Alter? 1997, S. 24–27).

Weiterentwicklung der Pflege im Hinblick auf alte Migranten

Die Zahl der in Deutschland alt werdenden Migranten wächst stetig. Sie werden wahrscheinlich statistisch gesehen die am stärksten zunehmende Bevölkerungsgruppe sein. Nicht zuletzt aus diesem Grund muss sich die professionelle Pflege der daraus für sie resultierenden Herausforderungen annehmen und geeignete Konzepte entwickeln.

Zukünftiger Hilfebedarf

Will man den künftigen Hilfebedarf einschätzen, so ist zu berücksichtigen, dass eher die sozial schlechter gestellten Arbeitsmigranten in der Bundesrepublik bleiben werden. Darüber hinaus wird es – umgekehrt wie bei den deutschen Senioren – zunächst einen deutlichen Männerüberhang geben. Außerdem sollte nicht außer Acht gelassen werden, dass die Familienstrukturen der Ausländer deutlich inhomogener sind als die der Deutschen. Viele alte Migranten sind familiär relativ isoliert. Es gibt einen hohen Anteil lediger Männer, verwitweter Frauen, zurückgebliebener Eltern nach Wegzug der Kinder. Die älteren Ausländer sind nicht, wie oft angenommen, in eine Großfamilie integriert. Bezogen auf die Art des Hilfebedarfs ist besonders der Zusammenhang zwischen Migrationserfahrung und psychischen Problemen von Bedeutung. Generell wird davon ausgegangen, dass zwischen 5 und 5,5 % der 65- bis 79jährigen und zwischen 21 und 24 % der 80- und über 80jährigen stationärer Altenpflege bedürfen. Bei den Arbeitsmigranten werden diese Anteile aufgrund ihrer schweren gesundheitlichen Belastungen überschritten werden.

Pflegerische Aspekte auf verschiedenen Ebenen

Ebenso wie im medizinischen Bereich werden auch Einrichtungen der Sozialberatung, der Altenhilfe und -pflege nur spärlich von Migranten, insbesondere von alten Migranten genutzt. Dabei ist zu bedenken, dass z. B. stationäre Altenpflege den meisten Migranten aus ihren Herkunftsländern nicht bekannt ist. Wenn auch die deutsche Altenbevölkerung der Heimbetreuung nicht vorbehaltlos gegenübersteht, sind bei den Migranten jedoch oft Horrorvorstellungen von deutschen Altenheimen vorherrschend. Aus ökonomischen Gründen ist die Errichtung besonderer Pflegeangebote nur begrenzt möglich. Es stellt sich also die Frage, wie man ältere Migranten an die bestehenden Angebote heranführen kann. Bisher wurde der Bedarf an migrantenorientierten Pflegeangeboten in der Regel aus der Sicht der Anbieter beurteilt. Man erwartete von den Migranten, dass sie mit ihren Wünschen und Bedürfnissen selbst an die geeigneten Stellen herantreten *(Komm-Struktur)*. Die Erwartung, dass die

alten Migranten von selbst kommen, scheitert vor allem aus folgenden Gründen:

- Sie wissen nicht, an wen sie sich wenden können.
- Sie wissen nicht, was überhaupt möglich ist und was angeboten wird.
- Sie sind wenig erfahren im Umgang mit Behörden und Institutionen.
- Vielen fehlt das nötige Selbstbewusstsein, Leistungen einzufordern, die ihnen zustehen.

Aus den genannten Gründen sollte daher eher von einer *Geh-* oder *Bring-Struktur,* statt von einer Komm-Struktur ausgegangen werden. Das bedeutet, die Anbieter warten nicht ab, bis die alten Migranten ihre Bedürfnisse äußern, sondern sie gehen auf die Migranten zu (vgl. Fach, S. 25). Das „Zugehen", d. h. die adressatengerechte Information der älteren Migranten, kann viele Gesichter haben:

- *Öffentlichkeitsarbeit:* Mehrsprachiges Informationsmaterial in Arztpraxen, Beratungsstellen und an Orten auslegen, die von Migranten häufig frequentiert werden. Berichte in ausländischen Medien (Zeitungen, Rundfunk- und Fernsehsendungen) verbreiten. Besuche von Migranten in Altenheimen und anderen Einrichtungen der Altenhilfe organisieren.
- In Altenheimen Gruppenbildungen ermöglichen. Im Alter wird generell die Rückbesinnung auf alte Normen und Werte stärker. Wie man von deutschen Altenheimbewohnern keine besonderen Integrationsleistungen mehr erwarten kann, so kann man dies auch von alten Migranten im Heim nicht. Die Möglichkeit der Gruppenbildung im Altenheim (z. B. nach Nationalitäten, Religionszugehörigkeit) kann ausländische Bewohner vor sozialer Isolation und kultureller Entfremdung bewahren. Sie haben Umgang mit vertrauten Personen, Tagesabläufe und Programmangebote können bewohnerorientiert geplant werden, eigene Gebetsräume können eingerichtet und besondere Riten berücksichtigt werden.
- Die Einstellung und Ausbildung *ausländischer Pflegekräfte* ist sinnvoll. Sie können ihre interkulturelle Pflegekompetenz und ihre Zweisprachigkeit einsetzen und darüber hinaus Vorurteile in gemischtnationalen Teams abbauen helfen. Zusätzlich sollte das *deutsche Personal* im Hinblick auf die ausländischen Bewohner

qualifiziert werden. Sprache, Kultur und Krankheitserscheinungen sind eng miteinander verwoben, was zu psychosomatisch sehr differenten Symptomhäufungen führen kann. Aus diesem Grund sind neben sprachlichen auch ethnokulturelle und ethnopsychiatrische Kenntnisse für das Fachpersonal erforderlich.

- *Ambulante Pflegedienste* sollten ihr Angebot auch speziell auf die Bedürfnisse alter Migranten ausrichten, da viele ältere Ausländer bei Pflegebedürftigkeit nicht durch ein soziales Netz aufgefangen werden. Vielen wird es schwer fallen zu akzeptieren, dass sie nicht von den eigenen Kindern gepflegt werden können. Wenn die Pflege innerhalb der Familie grundsätzlich möglich ist, sollten *Kurse in häuslicher Krankenpflege* für die pflegenden Angehörigen in ihrer jeweiligen Muttersprache zur Verfügung stehen. Eine weitere Maßnahme zur Förderung des Selbsthilfepotentials ist, beim „Essen auf Rädern" die spezifischen Essgewohnheiten verschiedener Migrantengruppen zu berücksichtigen.
- Nicht zuletzt ist es wichtig, *Verständnis* für die ausländischen Mitbewohner bei den deutschen Heimbewohnern zu wecken. Diese können von den Pflegenden dahingehend beeinflusst werden, tolerant gegenüber den Migranten zu sein und deren Integration in den Heimalltag zu unterstützen.

Christine Fach, Referentin für Migrationsarbeit beim Deutschen Roten Kreuz, fordert eine stärkere Kooperation zwischen Migrantenarbeit und Altenhilfe, da die Versorgung alter Migranten eine ernstzunehmende zukunftsweisende Aufgabe darstellt (1997, S. 27). Zur Zeit sind in diesem Bereich die Modellprojekte noch vorherrschend. Um zu einer größeren Normalität für die Betroffenen, aber auch für die Pflegenden, zu gelangen, müssen die Ergebnisse dieser Projekte in transkulturellen Altenpflegekonzepten ihren Niederschlag finden, die dann auf breiter Basis in die Altenpflegepraxis umgesetzt werden können.

4.2.3 Schmerzverhalten und Schmerzverständnis

In den letzten 15 Jahren wurden in unserem Gesundheitsdienst Schmerzkliniken und Schmerzambulanzen eingerichtet, um akute und chronische Schmerzen zu behandeln. Ziel hierbei ist u. a. sowohl biomedizinische als auch sozialmedizinische Erkenntnisse zu verknüpfen, um dem Menschen in seinem individuellen Schmerzerleben gerecht zu werden. Dennoch ist oft noch ein biomedizinisches, auf die körperliche Dimension beschränktes, Schmerzverständnis anzutreffen, welches die medikamentöse Schmerzeliminierung favorisiert. So nehmen nach eigenen Angaben 10 % der westdeutschen Bevölkerung (fast sechs Millionen Menschen) regelmäßig und acht Millionen ab und zu Schmerzmedikamente ein (Hüper 1997, S. 177). Der Anteil der Migranten ist unbekannt.

Definition: Im Folgenden soll die Definition der Internationalen Vereinigung zum Studium des Schmerzes (1979) Grundlage der Ausführungen des Schmerzes bei Migranten sein: „Schmerz ist ein unangenehmes Sinnes- und Gefühlserlebnis, das mit aktueller und potentieller Gewebeschädigung verknüpft ist oder mit Begriffen einer solchen Schädigung beschrieben wird." (Hüper 1997, S.178) Hier wird deutlich, dass Schmerz nicht nur als ein Zeichen einer körperlichen Störung gesehen werden kann, sondern Schmerz muss auch als ein psychisches Phänomen betrachtet werden, das nur die betroffene Person fühlt und erlebt: „Schwere Schmerzen können ohne Gewebsverletzungen bestehen, schwere Verletzungen brauchen nicht mit Schmerz verbunden zu sein" (Uexküll 1990, S. 537). ■

PRAXIS-TIPP Die individuelle Wirklichkeit ist im Umgang mit dem Schmerz und den Schmerzäußerungen eines jeden Patienten zu beachten; Sinnes- und Gefühlserlebnis bilden eine Einheit. ■

So weist auch die Internationale Vereinigung zum Studium des Schmerzes darauf hin, dass es viele Schmerzen gibt, „die unabhängig von irgendwelchen körperlichen Schmerzreizen auftreten. Für das subjektive Schmerzverständnis ist es völlig belanglos, ob eine Gewebeschädigung vorliegt oder nicht. Das heißt durch seelische (psychische) Probleme ausgelöste Rückenschmerzen werden vom Patienten genauso intensiv und real erlebt wie Rückenschmerzen durch zerschlissene Wirbelgelenke. Nichts wäre so falsch, wie im ersten Fall von eingebildeten und im zweiten Fall von echten Schmerzen zu reden." (Hüper 1997, S. 176)

Schmerz wird als existentielles Bewusstseinsphänomen erlebt und ist auf diese Weise eng mit dem kulturellen Hintergrund verbunden, insofern der Schmerz die Deutung erfährt, die die jeweilige Kultur entwickelt hat. Nachfolgend werden nun beispielhaft solche *kulturellen Deutungen* im Hinblick auf türkische Patienten dargestellt, um für die praktische Arbeit Hinweise zum Schmerzverhalten zu gewinnen. Nach einer Untersuchung von Blechner zu 954 Schmerzpatienten gehen Migranten mit vielen Schmerzen überhaupt nicht zum Arzt: „So sind z. B. Rheumaschmerzen für viele Türken etwas Bekanntes und dabei Unabänderliches und Schicksalhaftes – eine Meinung, die sich aufgrund der Nichtinanspruchnahme ärztlicher Hilfe fortlaufend stabilisiert. In solchen Fällen ist die Einstellung von Schmerzen durch Stoizismus, Fatalismus und Kapitulation geprägt. Die Formel ‚*La havle vela korrete illa dillah',* – zu deutsch ‚außer bei Gott gibt es bei niemanden Kraft und Macht' – ist in diesem Zusammenhang zu verstehen" (Hüper 1997, S. 180).

Andererseits wird aber auch vom sogenannten „Viel-Schmerz" oder „Mamma-Mia-Syndrom" gesprochen (Habermann 1992, S. 34), einem Schmerzverhalten, bei welchem durch heftige verbale und nonverbale Signale der Schmerz geäußert wird. Hierbei wird oftmals ein Schmerzerleben deutlich, dass sich auf den Menschen in seiner biopsychosozialen Einheit bezieht und dadurch kulturellen Missdeutungen unterliegen kann. Die Arbeitsgruppe Interkulturelle Pflege weist nach ihren Interviews mit ausländischen Patienten darauf hin, dass expressive Schmerzäußerungen der Migranten von deutschen Pflegepersonen häufig unterdrückt und „eine ausdrucksvolle Schmerzantwort oft als ‚Übertreibung' abgetan wird und Patienten als ‚Simulanten' hingestellt werden" (1997, S. 164).

Tabelle 4.**2**   Eigenes Schmerzverständnis hinterfragen (nach Juchli 1997, S. 767)

Anfragen zur Schmerzphilosophie
Wie gehe ich mit meinem Schmerz um?   • Wie reagiere ich?   • Was sage ich? Wem sage ich es?   • Wie viel sage ich?
Wie groß ist meine Schmerztoleranz?   • Wie viel halte ich aus?   • Wie lange halte ich aus?
Wie bin ich sozialisiert worden?   • Wie gingen meine Eltern mit Schmerzen um?   • Wie reagierten sie auf die Schmerzäußerungen des Kindes?   • Wie wurden meine Erwartungen erfüllt, von wem wurden sie erfüllt?
Welche Schmerzerfahrungen habe ich gemacht?   • Wie war meine Kindheit?   • Wie waren meine Erlebnisse während meiner Schulzeit?   • Wie sind meine beruflichen Erfahrungen?
Welche Schmerzphilosophie beeinflusst mein Verhalten gegenüber Schmerzpatienten?   • Wie reagiere ich auf Schmerzäußerungen?   • Wie sind meine Spielregeln im Umgang mit Reservemedikation?
Wie handhabe ich die Planung und Verabreichung von Medikamenten?

PRAXIS-TIPP   Um dem Schmerzerleben der türkischen Migranten gerecht zu werden, ist es notwendig, das eigene Schmerzverständnis zu hinterfragen (z. B. Anfragen zur Schmerzphilosophie nach Juchli, Tab. 5.**2**) und zu wissen, dass z. B. Schmerzen gerade von türkischen Migranten eher metaphorisch ausgedrückt werden, wie die Aussagen „ein Riesenmesser ins Kreuz gesteckt" oder „ich werden mich totmachen" illustrieren (Arbeitsgruppe Interkulturelle Pflege 1997, S. 164). ∎

Dies insbesondere, wenn es sich um die Organe Herz, Leber, Nieren und Lunge handelt. Hüper sagt dazu: „Meine Leber ist groß", „meine Leber tut weh", „mein Herz und mein Blut tun mir weh" sind umgangssprachliche Äußerungen, deren Bedeutung im Gefühl des leiblichen Ungleichgewichts liegt. Diese Redewendungen werden von türkischen Menschen in Lebenssituationen großen Leids und schmerzhafter Lebensumstände geäußert (1997, S. 181).

FALLBEISPIEL

„Der fünfundvierzigjährige Herr Aydogan, der aus dem ganz östlichen Teil der Türkei (Nähe russisch-persische Grenze) kommt, lebt seit elf Jahren alleine in der Bundesrepublik. Die Frau und die (inzwischen fünf) Kinder verblieben in der Türkei. Mehr als unter der Trennung von seiner Familie leidet er unter der Perspektivlosigkeit in seinem Leben. Er fühlt sich hier sehr isoliert, hat niemanden, mit dem er sprechen könnte, keinen Kontakt mit den Deutschen. Sein Arbeitsplatz sei ‚viel nass, viel Dreck, schwer Platz schaffen'.

Seit acht Jahren ist er wegen ‚Leberschmerzen' in ärztlicher Behandlung und zur Diagnostik und Therapie in Krankenhäusern, wo wiederholt Leberbiopsien und Laparaskopien gemacht wurden. Der Befund der Ärzte führte dazu, dass zwischen subjektivem Empfinden (Symptomrepräsentation) und objektiv Feststellbarem eine erhebliche Differenz bestand, die zur Überweisung an einen Psychiater führte. Dieser diagnostizierte eine ‚endogene Depression' und verordnete Antidepressiva, die jedoch nicht genommen wurden.

Während des letzten Klinikaufenthaltes wurde mit dem türkischen Patienten eine genaue Exploration sowohl zur Lebenslage als auch zu seinen emotionellen Zuständen und Schmerzen durchgeführt. Die Leberschmerzen würden immer dann auftreten, wenn er sich sehr allein fühle, verstärkt an den Abenden und Wochenenden. Seine Leber sei ‚zu groß', seine Leber ‚sei gefallen'. Auf Nachfrage, welche Leber er meine, sagte er: ‚Ich *Kara Ciger*, meine Leber viel groß.' (Anmerkung: *Ciger* hat zwei Bedeutungen, Zum einen steht es für Innereien: Leber, Lunge, und zum anderen für das Innere einer Sache, einer Person, eines Menschen.) Er schildert weiter, seine ‚Moral sei kaputt'. Er sieht einen ursächlichen Zusammenhang zwischen seinen Arbeits- und Lebensbedingungen und seiner Erkrankung. Er wisse nicht, wie sein Leben weitergehe, er könne nicht mehr entscheiden. Die Frage, ob er Traurigkeit habe, bejaht er: ‚*Evet, ben üzüntü*' (*Üzüntü* bedeutet Traurigkeit, Perspektivlosigkeit). ‚Ich viel *üzüntü*. Schaffen-Platz Meister oder Kapo schlecht sprechen, ich denken (sich Sorgen machen, traurig sein), Familie Brief schicken, ich denken. Ich allein, ich krank. Ich allein.'

Auf gezielte Nachfrage bestätigt sich die Vermutung, dass *üzüntü* und Leberschmerzen bei ihm ein (differenter) Ausdruck ein und derselben desolaten Lebenslage/Grundstörung sind: ‚Wenn *üzüntü*, dann Leber viel Schmerz, viel groß.' Er formuliert seine Erwartung an die westliche Medizin, ihn gesund zu machen, denn er sei gesund gekommen und möchte gesund wieder gehen. Die Frage nach der möglichen Rückkehr erlebt er als Kränkung – darüber könne er erst entscheiden, wenn er wieder gesund sei. Seiner Meinung nach haben die Ärzte die Krankheit nur noch nicht gefunden – er könne nicht verstehen, dass seine Leberkrankheit auf den Maschinen nicht zu finden sei. Der Beweis, dass er sehr krank sei, liege in den vielzähligen Krankenhausaufenthalten und den vielen Untersuchungen." (Theilen zitiert nach Hüper, 1997, S. 181).

Ein weiteres Konfliktfeld liegt schließlich auch in der Behandlung solch deutlich vorgetragener Schmerzen, einer Behandlung, die oftmals auf eine pharmakologische Intervention reduziert ist und Zuwendung und Aufmerksamkeit für die Lebenssituation außer acht läßt. Die Arbeitsgruppe Interkulturelle Pflege interviewte einen türkischen Patienten, der nach einer „Schmerzodyssee" in einer Poliklinik erst auf der Intensivstation beruhigt werden konnte: „‚Ich schreien, ich sag das, machen sie mir eine Spritze (…) sehen Sie, ich habe so viel Schmerzen, warum machen Sie wenigstens eine Spritze?!, willst Du bei mir eine Spritze machen oder nicht? Machen Sie eine Gift, geben Sie mit eine Gift, ich kann auch unterschreiben, aber ich kann nicht ertragen diese Schmerzen. Geben Sie mir eine normale Spritze dann kann ich dableiben oder geben Sie mir eine Gift, ich will auch sterben, so Schmerzen.' Das Krankenhauspersonal hatte ihm u. a. ‚Theater machen' und ‚du machst Schau!' unterstellt. Im Interview war der Patient in der Lage, seine Situation zu reflektieren. ‚Es könnte sein, dass dies alles wegen meiner Probleme (berufliche Belastung) gekommen ist', denn die Ursache der Schmerzen konnte bei keinem der insgesamt drei Krankenhausaufenthalte genauer diagnostiziert werden" (1977, S. 165).

Zusammenfassend sollte deutlich werden, dass einerseits bei der Pflege von Migranten mit Schmerzen ein Hintergrund- und Faktenwissen zu den jeweiligen kulturellen Besonderheiten unerlässlich ist, z. B. in innerbetrieblichen Fortbildungen vermittelt, und andererseits dieses Wissen im Hinblick auf den jeweiligen Patienten konkretisiert werden muss. Das heißt, auch in der Anamnese die sozialen und biographischen Faktoren zu erfassen, um den individuellen Bedürfnissen gerecht zu werden.

So folgert die Arbeitsgruppe Interkulturelle Pflege, dass Probleme von Migranten mit Aufenthalten im Krankenhaus nicht unbedingt „aus kulturellen Unterschieden resultieren und dass Probleme, die sich für alle Patienten im hiesigen Gesundheitswesen ergeben, bei Patienten aus anderen Kulturkreisen erheblich verstärken. Dies liegt zum Teil an Kommunikationsproblemen, institutionellen Rahmenbedingungen und Vorurteilen, aber auch an einem unterschiedlichen Verständnis von Gesundheit und Krankheit." (1977, S. 167).

Hinsichtlich *primärer sprachlicher Probleme* können zur Schmerzeinschätzung verschiedene Bilder, Skalen und Schieber genutzt werden, um die Intensität, Beschaffenheit und Lokalisation des Schmerzes herauszufinden, z. B. Skizzen mit der Darstellung des menschlichen Körpers, auf denen der Patient einzeichnen oder hinweisen kann, wo er Schmerzen hat. Des Weiteren Darstellungen von verschiedenen Gesichtsausdrücken, damit der Patient die Intensität der Schmerzen kommunizieren kann (Abb. 4.2 u. 4.3).

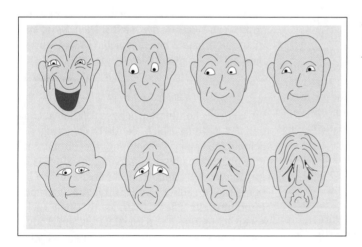

Abb. **4.2**   Gesichtsausdrücke zur Schmerzquantifizierung (nach Juchli).

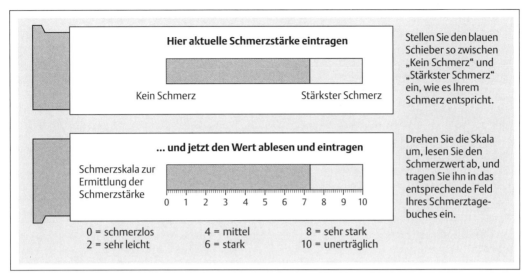

Hier aktuelle Schmerzstärke eintragen

Kein Schmerz   Stärkster Schmerz

Stellen Sie den blauen Schieber so zwischen „Kein Schmerz" und „Stärkster Schmerz" ein, wie es Ihrem Schmerz entspricht.

... und jetzt den Wert ablesen und eintragen

Schmerzskala zur Ermittlung der Schmerzstärke

0 1 2 3 4 5 6 7 8 9 10

Drehen Sie die Skala um, lesen Sie den Schmerzwert ab, und tragen Sie ihn in das entsprechende Feld Ihres Schmerztagebuches ein.

| 0 = schmerzlos | 4 = mittel | 8 = sehr stark |
| 2 = sehr leicht | 6 = stark | 10 = unerträglich |

Abb. 4.**3**   Schmerzskala (nach Juchli).

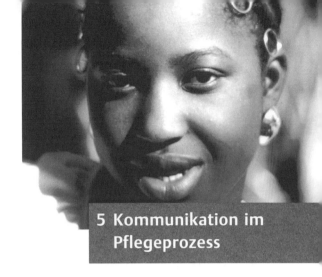

Der Krankenhausaufenthalt bedeutet für jeden Patienten eine Trennung von zu Hause und ein Sich-Anpassen an vorgegebene institutionelle Strukturen. Für einen Patienten, der in einer anderen Kultur aufgewachsen ist, kann das Gefühl von Fremdheit aufgrund von fehlenden Sprachkenntnissen, anderen Essgewohnheiten, anderen Umgangsformen etc. diese Trennungssituation noch verschärfen (vgl. Fremdheit Kapitel 4.1). Angst und Unsicherheit sind Gefühle, die häufig bei Patienten im Krankenhaus vorzufinden sind. Deshalb ist es eine wichtige pflegerische Aufgabe dem Patienten emotionale Sicherheit zu geben. Dies beginnt mit der Aufnahme des Patienten. Hier ist es wichtig, ihm das Gefühl von Anerkennung und Respekt zu vermitteln und Vertrauen aufzubauen. Man muss ihm das Gefühl geben, willkommen zu sein und dass seine Sorgen ernst genommen werden. Durch menschliche Wärme und den nötigen Respekt der anderen Kultur gegenüber kann dies erreicht werden. Kleine nonverbale Gesten, wie beispielsweise Blickkontakt, ein Lächeln, eine kurze Berührung, signalisieren dem Patienten: „Wir kümmern uns um Sie".

Während des Aufenthaltes im Krankenhaus wird durch ständige Kommunikation und Informationsvermittlung zwischen Pflegenden und Patient das Vertrauensverhältnis aufrechterhalten und weiter ausgebaut. Fragen nach dem Wohlbefinden oder Momente, in denen man dem Patienten einfach das Gefühl gibt, dass man für ihn da ist, sind dabei entscheidend. Voraussetzungen für den Aufbau und das Aufrechterhalten einer zwischenmenschlichen Beziehung sind die Rahmenbedingungen, die durch die allgemeine Krankenhausorganisation vorgegeben werden. Die Pflege sollte dabei ihr Augenmerk auf das verwendete Pflegesystem und die Zusammenarbeit im pflegerisch-therapeutischen Team richten. Eine patientenorientierte Pflege, wie etwa Bereichs- und Zimmerpflege, bietet den geeigneten Rahmen zum Aufbau der Beziehung zwischen Patient und Pflegeperson. Diese Arbeitsorganisationsformen der Pflege lassen eine bessere Einschätzung und auch Berücksichtigung der Patientenbedürfnisse zu. Zum einen kann die Krankenschwester ihre Arbeit selbständig organisieren und dadurch besser Prioritäten setzen, zum anderen ist die Anzahl der Kontaktpersonen eher gering, wodurch die Verantwortlichkeit gebündelt und das Vertrauensverhältnis intensiviert werden kann.

PRAXIS-TIPP Das Aufnahmegespräch mit einem ausländischen Patienten kann sehr zeitaufwendig sein. Vom zeitlichen Ablauf muss das ausführliche Gespräch nicht unmittelbar nach der Einweisung des Patienten durchgeführt werden, sondern kann auch auf einen späteren Zeitpunkt des Aufnahmetages verlegt werden. ■

Beim Aufbau der Beziehung zwischen Pflege und Patient kommt ein weiterer Aspekt zum Tragen: Um dem Patienten ehrlich und aufrecht begegnen zu können, ist es für Pflegende wichtig, sich mit der jeweils anderen Kultur und der persönlichen Einstellung der Kultur gegenüber auseinandergesetzt zu haben. Die Einstellung der Pflegeperson zur Kultur und Nationalität ausländischer Patienten beeinflusst den Umgang mit ihm in hohem Maße (vgl. Kultur und Pflege Kapitel 4.**2**). Die folgenden Fragen können dabei zur Selbstreflexion anregen (Abb. 5.**1**).

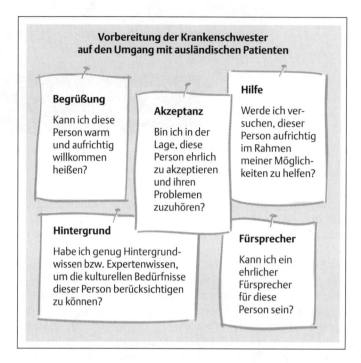

Vorbereitung der Krankenschwester auf den Umgang mit ausländischen Patienten

Begrüßung

Kann ich diese Person warm und aufrichtig willkommen heißen?

Akzeptanz

Bin ich in der Lage, diese Person ehrlich zu akzeptieren und ihren Problemen zuzuhören?

Hilfe

Werde ich versuchen, dieser Person aufrichtig im Rahmen meiner Möglichkeiten zu helfen?

Hintergrund

Habe ich genug Hintergrundwissen bzw. Expertenwissen, um die kulturellen Bedürfnisse dieser Person berücksichtigen zu können?

Fürsprecher

Kann ich ein ehrlicher Fürsprecher für diese Person sein?

Abb. 5.**1**   Fragen zur Selbstreflexion zum besseren Umgang mit ausländischen Patienten.
(in Anlehnung an Andrews/Boyle 1995)

5.1   Hilfsmittel zur Überbrückung von Sprachbarrieren

In diesem Kapitel sollen Alternativen zum sprachlichen Austausch aufgezeigt werden, die die Kommunikation mit ausländischen Patienten erleichtern können. Hilfsmittel, die zur Überbrückung von Sprachbarrieren eingesetzt werden können, sind neben einem Dolmetscher zum Beispiel Übersetzungstafeln, Videos oder Piktogramme. Die Verhaltensweisen des Pflegepersonals in Mimik und Gestik können ebenfalls den Kommunikationsprozess unterstützen (vgl. Kommunikation Kapitel 2.2.5).

5.1.1   Nonverbale Kommunikation im Pflegeprozess

Im Pflegealltag gibt es immer wieder Notfallsituationen, in denen ein Dolmetscher nicht rechtzeitig vor Ort sein kann. Außerdem kann nicht für jeden ausländischen Patienten ein Dolmetscher rund um die Uhr zur Verfügung stehen. Kommunikation ist jedoch auf jeden Fall das wichtigste Instrument, um die Bedürfnisse des Patienten zu erfahren und dadurch eine individuelle kulturkongruente Pflege zu ermöglichen. Andrews und Boyle (1995) haben in ihrem Buch „Transcultural Concepts In Nursing Care" grundsätzliche Verhaltensweisen zur Überbrückung von Sprachbarrieren aufgestellt. In Anlehnung an die amerikanischen Autoren werden in der folgenden Checkliste Aktivitäten aufgeführt und kurz begründet.

Checkliste
Verhaltensweisen zur Überbrückung von Sprachbarrieren

Aktivitäten	Begründung
Dem Patienten wird höflich und freundlich begegnet.	Der Patient hat das Gefühl, willkommen zu sein.
Der Patient wird mit Handschlag begrüßt (in manchen Fällen nicht erwünscht).	Der Patient fühlt sich gleich behandelt.
Der Patient wird mit seinem Namen angesprochen.	Der Patient fühlt sich respektiert.
Die Pflegeperson lächelt dem Patienten zu.	Der Patient kann Vertrauen aufbauen.
Die Pflegeperson stellt sich mit ihrem Namen vor und zeigt dabei auf sich.	Dem Patienten wird Sicherheit vermittelt.
Die Pflegeperson zeigt auf ihr Namensschild.	Der Patient hat die Möglichkeit, den Namen zu lesen.
Die Pflegeperson spricht langsam.	Der Patient kann dem Gesprochenen besser folgen und wird nicht überfordert.
Die Pflegeperson spricht in normaler Lautstärke.	Der Patient versteht, dass ihm etwas erklärt wird und fühlt sich ernst genommen.
Die Pflegeperson vermeidet bei Wiederholungen ihre Stimme zu heben bzw. lauter zu sprechen.	Der Patient könnte sonst Angst bekommen und das Gefühl haben, beschimpft zu werden.
Die Pflegeperson beobachtet bei der Informationsvermittlung die Mimik des Patienten und die seiner Angehörigen. (Ebenso bei Erklärungsversuchen durch den Patienten.)	Die Pflegeperson erkennt am Gesichtsausdruck und an der Haltung, ob der Patient oder die Angehörigen sich sehr anstrengen müssen.
Die Pflegeperson legt manchmal Sprechpausen ein.	Alle Beteiligten können sich erholen.
Die Pflegeperson spricht einige Wörter in der Sprache des Patienten.	Dem Patienten wird Respekt vor seiner Kultur signalisiert.
Die Pflegeperson benutzt einfache Wörter (z. B.: Schmerz statt Unwohlsein) und vermeidet medizinische Fachbegriffe, Eigenwörter und Umgangssprache.	Der Patient kann dies besser verstehen.

Checkliste (Fortsetzung)	
Verhaltensweisen zur Überbrückung von Sprachbarrieren	
Aktivitäten	**Begründung**
Die Pflegeperson spricht in einfachen und kurzen Sätzen. Sie vermeidet den Konjunktiv (statt: „Würden Sie bitte aufstehen!" besser: „Stehen Sie bitte auf!").	Der Patient kann dies besser verstehen.
Die Pflegeperson unterstützt das Gesprochene mit Gesten und Mimik.	Der Patient versteht Gestik und Mimik oft besser als Worte.
Die Pflegeperson gibt Anweisungen in der richtigen Reihenfolge (z. B.: erstens gehen Sie ins Bad, zweitens nehmen Sie den Becher, drittens lassen Sie etwas Urin in den Becher).	Der Patient bekommt durch die Struktur mehr Orientierung. Er kann den Ausführungen besser folgen.
Die Pflegeperson spricht nicht über zwei Dinge gleichzeitig.	Der Patient kann besser folgen und Missverständnisse werden vermieden.
Die Pflegeperson lässt sich durch den Patienten ein „Feedback" geben (z. B.: der Patient demonstriert Handlungen, die ihm erklärt wurden).	Die Pflegeperson kann überprüfen, ob der Patient alles verstanden hat.
Die Pflegeperson lässt den Patienten kurze Sätze auf Deutsch schreiben und dann lesen.	Die Pflegeperson kann überprüfen, ob der Patient lesen und schreiben kann.
Die Pflegeperson versucht eine dritte Fremdsprache zu sprechen.	Viele Patienten können mehrere Sprachen (z. B.: viele Araber sprechen französisch).
Die Pflegeperson benutzt Fremdwörterlexika, Übersetzungstafeln bzw. Piktogramme.	Der Patient sieht, dass man sich um ihn bemüht.
Wenn alles schief geht, dann sind Geduld und Humor das beste Mittel.	Alle Beteiligten können sich entspannen.

Übersetzungstafeln, Piktogramme und Videos sind Hilfsmittel zur Überbrückung sprachlicher Barrieren. Deren Anwendungsmöglichkeiten werden nachfolgend kurz erläutert.

Übersetzungstafel

Einfache Übersetzungstafeln können gute Hilfsmittel sein. Es wäre sinnvoll, diese Übersetzungstafeln in verschiedenen Sprachen bereit zu stellen. Der ausländische Patient könnte sich auch dann artikulieren, wenn kein Dolmetscher zur Verfügung steht. Indem der Patient auf den entsprechenden Satz zeigt, kann ihm die nötigste Kommunikation ermöglicht werden (vgl. Kapitel 62).

Für den Patienten:

- Ich habe Hunger.
- Ich habe Durst.
- Ich muss zur Toilette.
- Ich muss Wasser lassen.
- Ich muss Stuhlgang.
- Ich habe Schmerzen.
  - brennende Schmerzen
  - stechende Schmerzen
  - kolikartige Schmerzen
  - sehr starke Schmerzen
  - schwache Schmerzen
- Ich möchte mich waschen.
- Ich möchte aufstehen.
- Ich möchte ins Bett.
- Ich möchte auf dem Stuhl sitzen.

- Ich liege nicht bequem.
- Ich sitze nicht gut.
- Ich brauche Ruhe.
- Ich möchte schlafen.
- Ich kann nicht schlafen.
- Ich friere.
- Mir ist warm.
- Bitte öffnen Sie das Fenster.
- Bitte schließen Sie das Fenster.
- Ich habe Angst vor (OP/der Nacht ...)
- Bitte rufen Sie meine Frau/meinen Mann.
- Wie viel Uhr ist es?
- Welchen Tag haben wir heute?
- Wann darf ich nach Hause?
- Wann kommt der Arzt?

Für die Krankenschwester:

- Guten Tag.
- Morgens, mittags, abends.
- Wie geht es Ihnen?
- Das sind Ihre Medikamente.
- Bitte nehmen Sie die Medikamente mit Wasser ein.

- Bitte klingeln Sie.
- Bitte trinken Sie.
- Bitte essen Sie.
- Liegen Sie gut?

Piktogramme

Bilder sagen oftmals mehr als Worte. Mit Hilfe von Piktogrammen können wichtige Informationen weitergeleitet werden. Es ist nicht auszuschließen, dass wir in der Pflegepraxis ausländischen Patienten begegnen, deren Sprache von einer Kleinstgruppe der Völkergemeinschaft gesprochen wird, oder Patienten, die weder lesen noch schreiben können. Piktogramme können in solchen Situationen ein wichtiges Hilfsmittel sein (vgl. Kap. 6.**1**).

Die Anwendung der Piktogramme ist sehr einfach. Die Pflegeperson wählt die für die Kommunikation relevanten Piktogramme aus. Sie zeigt auf das entsprechende Piktogramm, um die gewünschten Inhalte zu vermitteln. Der Patient kann ebenfalls durch Zeigen eines Piktogrammes seine Bedürfnisse zum Ausdruck bringen. In Kapitel 5.**2** wird die Vorgehensweise an einem Fallbeispiel näher erläutert.

Video

Die Verwendung eines Videos bietet sich an, um ganze Handlungsketten zu demonstrieren. So könnten allgemeine pflegerische Tätigkeiten, wie etwa die Anleitung zur Insulininjektion, das Anziehen von Antiembolie-Strümpfen oder die Durchführung bestimmter Einreibungen auf einem Video aufgenommen und bei Bedarf gezeigt werden. Darüber hinaus können auf einem Video organisatorische Abläufe, wie etwa der Tagesablauf einer Station, festgehalten und dem Patienten vorgeführt werden. Solche Videos können eventuell über Firmen bezogen werden, die Videos zur Präsentation ihrer Produkte verwenden. Denkbar ist es sicherlich auch, dass das Krankenhaus in Kooperation mit allen an der Versorgung der Patienten beteiligten Personen eigene Videos aufzeichnet, die immer wiederkehrende Prozesse verdeutlichen können. Diese Videos könnten mit Untertiteln in verschiedenen Sprachen unterlegt werden.

5.1.2 Besonderheiten bei der verbalen Kommunikation

Dolmetscher

Ein Berufsdolmetscher sollte nach Möglichkeit bei Sprachproblemen hinzugezogen werden. Neben Berufsdolmetschern können Angehörige oder Bekannte des Patienten zum Übersetzen herangezogen werden. Oftmals lässt sich auch im Krankenhausumfeld eine Person finden, die die jeweilige Sprache des Patienten spricht.

PRAXIS-TIPP Häufig fordern Ärzte Berufsdolmetscher an, die in kritischen Situationen über-

setzen. Dies sollte auf jeden Fall in Absprache mit dem pflegerisch-therapeutischen Team geschehen. Bei dem vereinbarten Termin könnten dann alle Anliegen des Teams geklärt werden. █

Jeder Berufsdolmetscher bzw. die dolmetschende Person muss auf das Einhalten der Schweigepflicht (StGB § 203) hingewiesen werden. Falls Angehörige zum Übersetzen hinzugezogen werden, muss die emotionale Betroffenheit und die damit einhergehende Beeinträchtigung des Sachverhaltes berücksichtigt werden. Es empfiehlt sich, eine Liste von möglichen Dolmetschern zu erarbeiten, die im Krankenhaus allen Mitarbeitern zur Verfügung gestellt wird. Beim Auftreten von allgemeinen Problemen mit ausländischen Patienten kann möglicherweise der Ausländerbeauftragte der Stadt um Rat gefragt werden. Hilfe beim Auffinden eines Dolmetschers kann vielleicht auch die Botschaft des jeweiligen Landes leisten. Eventuell lässt sich in dringenden Fällen telefonisch über einen Botschaftsmitarbeiter Klärung erreichen.

Beim Einsatz eines Berufsdolmetschers oder einer dolmetschenden Person (z. B. Klinikpersonal

---

Checkliste 1
Anforderungen an einen Berufsdolmetscher

Kriterium	Begründung
Der Dolmetscher sollte die Muttersprache des Patienten kennen.	Oftmals unterscheidet sich die Muttersprache von der offiziell gesprochenen Sprache (z. B.: Französisch wird auch in Nordafrika gesprochen).
Der Dolmetscher sollte nicht aus einem rivalisierenden Staat oder Gebiet kommen.	Konflikte können vermieden werden. Evtl. wird der Patient nicht kommunizieren wollen (z. B.: Palästinenser, die hebräisch sprechen, sind nicht die besten Übersetzer für jüdische Patienten).
Der Dolmetscher sollte nach Möglichkeit das gleiche Geschlecht wie der Patient haben.	Konflikte können vermieden werden.
Der Dolmetscher sollte nach Möglichkeit nicht viel jünger als der Patient sein.	Generationskonflikte bzw. Beleidigungen können vermieden werden.
Ein sachfremder Dolmetscher sollte möglichst wortgetreu übersetzen.	Interpretationen können vermieden werden.

oder Angehöriger des Patienten) gibt es verschiedene Punkte zu beachten, die in nachfolgenden Checklisten als Übersicht dargestellt sind.

PRAXIS-TIPP In das Dokumentationssystem sollte der Name des Berufsdolmetschers bzw. der dolmetschenden Person aufgenommen werden. ■

Checkliste 2	
Anforderungen an eine dolmetschende Person, wie etwa Klinikperson, Angehörige oder Bekannte des Patienten	
Kriterium	**Begründung**
Bevor Angehörige oder Freunde des Patienten als Dolmetscher hinzugezogen werden, sollte die Möglichkeit der Übersetzungshilfe durch Angestellte in der Klinik geprüft werden.	Angehörige oder Bekannte des Patienten können emotional betroffen sein. Dadurch kann die Sichtweise und das Gefühl des Dolmetschers mit einfließen. Die Sachlage kann ggf. verfälscht werden.
Fachkundiges Personal (Ärzte, Pflegepersonal, Hebammen, Röntgenassistenten etc.) sind fachfremdes Personal (Verwaltungsangestellte, Reinigungspersonal etc.) gegenüber als Dolmetscher zu bevorzugen.	Fachkundiges Personal ist entsprechend ausgebildet, um das nötige Einfühlungsvermögen aufzubringen und die gesamte Situation einschätzen zu können.
Die dolmetschende Person sollte nach Möglichkeit das gleiche Geschlecht wie der Patient haben bzw. nicht viel jünger sein.	Konflikte können vermieden werden.
Eine Liste von möglichen „klinikinternen Dolmetschern" sollte angefertigt werden.	In Notfällen kann jede verantwortliche Pflegeperson einen entsprechenden Dolmetscher anfordern.

5.2   Ausgewählte Situationen im Pflegealltag

Im Folgenden wird anhand von Beispielen eine mögliche Vorgehensweise im Umgang mit ausländischen Patienten vorgestellt. Die ausgewählten Beispiele stellen einige im Pflegealltag häufig auftretenden Kommunikations-Situationen dar. Die Beispiele sind:

- eine Aufnahmesituation;
- ein Aufklärungsgespräch;
- ein Entlassungsgespräch.

In diesen Pflegesituationen werden nachstehend jeweils Fallbeispiele herangezogen, um dabei aufzuzeigen wie die in Kapitel 5.1 vorgestellten Instrumente eingesetzt werden können.

5.2.1   Aufnahmesituation

Die Wichtigkeit der Aufnahme eines Patienten für den Aufbau der Beziehung zwischen Patient und Pflegeperson wurde schon am Anfang von Kapitel 5 aufgezeigt. Hier wird eine Vertrauensbasis für die weitere Zusammenarbeit gelegt. Bei ausländischen Patienten muss die gewählte Vorgehensweise immer die kulturelle Situation mit einbeziehen (vgl. Ab. 5.**2**). Auch Studien von Leininger haben gezeigt, dass Pflege nur dann effektiv sein kann, wenn sie in einen kulturellen Rahmen gestellt wird (vgl. Kapitel 3).

In vielen Kliniken sind bei der Aufnahme eines Patienten allgemein einsetzbare Aufnahmebögen vorhanden. Im Folgenden wird ein Pflegeanamnesebogen vorgestellt, der bei der Aufnahme eines ausländischen Patienten verwendet werden kann. Dieser wurde auf der Basis der Pflegetheorie von Madeleine Leininger und den ethisch-kulturellen Richtlinien zur Einschätzung der Patientenbedürfnisse von Bloch entwickelt (Bloch 1994). Durch den Einsatz dieses Bogens können die speziellen Bedürfnisse ausländischer Patienten ermittelt und deren Kommunikationsfähigkeiten geklärt werden. Es ist nicht immer möglich, alle Aspekte des Bogens vollständig zu erfassen. Er ist jedoch ein wichtiges Hilfsmittel, um die Pflegenden für die speziellen Probleme beim Umgang mit ausländischen Patienten zu sensibilisieren.

PRAXIS-TIPP   Der Pflegeanamnesebogen kann für den Patienten in der jeweiligen Muttersprache bereitgestellt werden (vgl. Kapitel 6.3). ■

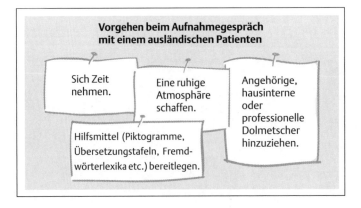

Abb. 5.**2** Vorgehen beim Aufnahmegespräch mit einem ausländischen Patienten.

Pflegeanamnesebogen zur Einschätzung der Bedürfnisse ausländischer Patienten

Persönliche Daten

Name, Vorname:

Geschlecht:

Geburtsdatum:

Aufenthalt in Deutschland seit:

Familienstand:

Kinder:

Angehörige:

Familie beteiligt sich an der Pflege: ☐ ja   ☐ nein

Wichtige Bezugspersonen:

Kulturelle Gemeinschaften (z. B. Kirchengemeinde, kultureller Verein etc.):

   ☐ ja   welche:
   ☐ nein

Beruf (Bildungsstand):

Wohnverhältnisse:

Kommunikation

Kommunikationsstörungen aufgrund von:

Beeinträchtigung des Hörens: ☐ ja ☐ nein	Hörgerät:	☐ ja ☐ nein
Beeinträchtigung des Sehens: ☐ ja ☐ nein	Brille/Kontaktlinsen:	☐ ja ☐ nein
Beeinträchtigung des Sprechens: ☐ ja ☐ nein	Aphasie:	☐ ja ☐ nein
	Lispeln:	☐ ja ☐ nein

Muttersprache: Dialekt:

Deutschkenntnisse:

   Sprechen: ☐ sehr gut   ☐ gut   ☐ befriedigend
                ☐ ausreichend   ☐ kaum   ☐ keine

   Hören: ☐ sehr gut   ☐ gut   ☐ befriedigend
                ☐ ausreichend   ☐ kaum   ☐ keine

   Schreiben: ☐ sehr gut   ☐ gut   ☐ befriedigend
                ☐ ausreichend   ☐ kaum   ☐ keine

Sonstige Sprachkenntnisse:

   ☐ Englisch   ☐ Französisch   ☐ Italienisch
   ☐ Spanisch   ☐ Türkisch   ☐ Sonstige:

Kommunikationsmethode:

   Sprechtempo: ☐ langsam   ☐ schnell   ☐ normal   ☐ Sonstiges:

   Sprechpausen: ☐ ja   ☐ nein

   Augen-/Blickkontakt: ☐ sehr wichtig   ☐ wichtig   ☐ förderlich
                       ☐ eher unwichtig ☐ unwichtig   ☐ behindernd

   Körperkontakt: ☐ sehr wichtig   ☐ wichtig   ☐ förderlich
                     ☐ eher unwichtig ☐ unwichtig   ☐ behindernd

Sprachbarrieren (Regeln und Stil des Kommunikationsprozesses):

   klare Hierarchien (achtungserweisend)   ☐ ja   ☐ nein   ☐ keine Besonderheiten
   Sonstiges:

Dolmetscher:

   ☐ Berufsdolmetscher: ☐ Angehörige/Bekannte:
     Name, Tel.:   Name, Tel.:
                       Verwandtschaftsverhältnis:

☐   klinikinterner Dolmetscher:
     Name, Station, Tel.:

☐   Sonstige:

Nonverbale Kommunikationshilfsmittel:

    Übersetzungstafel in _____ Sprache
    Piktogramme: ☐ ja   ☐ nein
    Sonstiges:

Kulturelle Faktoren

Geburtsort: Land:

Wohnortwechsel: ☐ ja   ☐ nein   Wohnorte:

Religion:

Bedeutung der kulturellen Werte:
    ☐ wichtig   ☐ teilweise wichtig   ☐ unwichtig

Gesundheitsverständnis (z. B. Krankheit ist Strafe, kranke Menschen brauchen Mitleid o. ä.):

Personen (Rollen), die den Genesungsprozess beeinflussen:

Kulturelle Besonderheiten in Bezug auf Ernährung:
    Zubereitung: Verzehr:
    bevorzugte Nahrungsmittel: verbotene Nahrungsmittel:

Kulturelle Besonderheiten in Bezug auf Geschlecht und Rolle:

Kulturelle Besonderheiten in Bezug auf Körperpflege und Kleidung:

Kulturelle Besonderheiten in Bezug auf Sterben und Tod:

Sonstige kulturelle Besonderheiten:

Kulturspezifische Bedeutung der Fürsorge und Handlungsweisen:

Biologische Faktoren

Vitalzeichen: RR: Puls: Temp.:

                    Größe: Gewicht:

Atmung:
- ☐ regelmäßig   Frequenz:
- ☐ Störungen (Atmungstyp):
- ☐ Atemgeräusche:
    - ☐ rasselnd   ☐ brodelnd
    - ☐ inspiratorischer Stridor   ☐ exspiratorischer Stridor

Sputum:
- ☐ nein
- ☐ ja Menge: Farbe: Konsistenz:

Ausscheidungen:
  Urin:
- ☐ normal   ☐ inkontinent
- ☐ Veränderungen (Menge, Farbe, Geruch, Konsistenz, Beimengungen):

  Stuhlgang:
- ☐ normal   ☐ inkontinent
- ☐ Veränderungen (Menge, Farbe, Geruch, Konsistenz, Beimengungen):

Sonstige Ausscheidungen (Erbrochenes, Fluor vaginalis etc.):

Aussehen (Menge, Farbe, Geruch, Konsistenz, Beimengungen):

Mobilität:
- ☐ bettlägerig   ☐ mit Hilfe gehfähig   ☐ selbständig

Hilfsmittel:

Hautfarbe: Farbe der Schleimhäute:

Gesichtsform/Augenform:

Beschaffenheit der Haut:

☐ normal ☐ trocken ☐ fettig

☐ gepflegt ☐ ungepflegt

Hautveränderungen (Dekubitis, offene Stellen, Ausschlag o. ä.):
  Größe/Form/Aussehen

Spezielle Krankheiten dieser ethnischen Gruppe (z. B. Sichelzellenanämie bei negroiden Gruppen):

Psychologische Faktoren

Bewusstseinszustand:

☐ orientiert (zeitlich/örtlich/zur Person)

☐ ansprechbar ☐ schlafend ☐ somnolent

☐ bewusstlos ☐ komatös

Identifikation mit einer bestimmten ethnischen Gruppe:

☐ ja welche:

☐ nein

Gefühl von Fremdheit: ☐ ja ☐ nein

Verhaltensweisen/Reaktionen des Patienten:

☐ vertraulich ☐ ängstlich

☐ zurückhaltend/schüchtern ☐ offen/frei

☐ aufgeregt ☐ wirkt gestresst

☐ Sonstiges

Schmerzempfindung/Schmerzäußerung:

☐ ausgeprägt ☐ unauffällig

Durchführung bzw. Beachtung der Religion, kultureller Werte (Gebetszeiten, Rabbi, Priester o. ä. erwünscht):

☐ wichtig ☐ unwichtig

Religiöse Symbole sind von Bedeutung:

☐ ja welche:

☐ nein

Informationsbedarf:

☐ hoch ☐ angemessen ☐ niedrig

Lernfähigkeit:

☐ hoch ☐ angemessen ☐ niedrig

Weitere pflegerische Aspekte:

_____

_____

_____

FALLBEISPIEL

Herr Sagdic ist von der Leiter gefallen. Starke Schmerzen am Rücken und am linken Oberschenkel quälen ihn sehr. Er wird mit Verdacht auf Wirbelfraktur und starke Prellungen von den Rettungssanitätern auf eine unfallchirurgische Station gebracht. Sein Blutdruck ist 90/60 mm/Hg und der Puls ist weich und hat eine Frequenz von 100 Schlägen/Minute. Herr Sagdic stöhnt sehr.

Herr Mehmet Sagdic ist 45 Jahre alt, kam vor zwei Jahren aus beruflichen Gründen nach Deutschland. Er arbeitet in der Produktion einer Möbelherstellungsfirma. Er ist mit einer türkischen Frau verheiratet und sie haben gemeinsam drei Kinder; zwei Söhne, der eine Sohn ist 25 Jahre alt, der andere Sohn ist 23 Jahre alt. Beide Söhne leben in der Türkei. Seine zwanzigjährige Tochter lebt in Deutschland, ca. 500 km entfernt von der Familie. Sonst hat die Familie keine Angehörigen in Deutschland. Frau und Herr Sagdic wohnen in einer kleinen Wohnung in der Nähe des Krankenhauses. Herr Sagdic lebt traditionsgebunden nach dem muslimischen Glauben. Zur Zeit ist Ramadan. Zu Hause spricht die Familie ausschließlich türkisch. Die Worte, die Herr Sagdic in Deutsch sprechen und verstehen kann, hat er in der Firma gelernt. Deshalb ist es schwierig, sich mit ihm zu unterhalten. Die Ehefrau spricht kaum deutsch.

Pflegerische Vorgehensweise

Die Krankenschwester bekommt bei der Einweisung des Patienten die Aufnahmedaten der Rettungssanitäter zur Verfügung gestellt. Über die familiäre Situation des Patienten ist ihr zu diesem Zeitpunkt noch nichts bekannt.

Aufbau der pflegerischen Beziehung

Die Krankenschwester begrüßt den Patienten. Sie ist freundlich und höflich, wendet sich ihm zu, sucht den Blickkontakt und reicht ihm die Hand zur Begrüßung. Sie begrüßt auch die anwesende Ehefrau, indem sie sich ihr zuwendet, sie anlächelt und ihr die Hand reicht. Der Patient und die Ehefrau reagieren auf die Begrüßung. Die Krankenschwester fragt ihn in Deutsch, ob er Schmerzen hat. Hierbei stellt sie fest, dass er nur bedingt deutsch versteht, bzw. sprechen kann. Ihren Eindruck überprüft sie, indem sie ihm eine zweite Frage über das Geschehene stellt. Da der Patient auch hier in gebrochenem Deutsch antwortet, wird ihr erster Eindruck verstärkt.

Sie entscheidet sich für folgende Vorgehensweise:

- Sie klärt die Verfügbarkeit eines hausinternen Dolmetschers und bestellt diesen für den nächsten Tag.
- Mittels Piktogrammen und einer türkischen Übersetzungstafel beginnt sie mit der Erhebung der Pflegeanamnese.
- Der Patient erhält einen Aufnahmebogen in türkischer Sprache.
- Sie informiert den Patienten über die wichtigsten Punkte der weiteren pflegerischen Maßnahmen durch Piktogramme und Übersetzungstafeln, z. B. Bettruhe (vgl. Kapitel 6.1).
- Am nächsten Morgen werden durch Hilfestellung des türkischen Krankenpflegers noch offene Fragen beantwortet.

Die folgende Pflegeplanung beruht auf den pflegerischen Anamnesedaten des Patienten und zeigt exemplarisch die Vorgehensweise einer kulturkongruenten Pflege.

Pflegeplanung: Herr Sagdic (türkischer Patient)

Kulturelle Gewohnheiten Besonderheiten	Individuelle Probleme/Ressourcen	Pflegeziel
Schmerzen Muslime neigen dazu, Schmerzen sehr laut, massiv und leidend zum Ausdruck zu bringen.	Eine präzise Schmerzlokalisation bzw. eine Beschreibung der Schmerzart kann Herr Sagdic nicht vornehmen. Er hat „überall sehr starke Schmerzen".	Der Patient wird mit seiner Art der Schmerzempfindungen akzeptiert. Schmerzäußerungen werden erkannt und ernst genommen.
	Ressource Der türkische Krankenpfleger kann übersetzen und er kennt die entsprechende Terminologie. Außerdem hat Herr Sagdic großes Vertrauen zu ihm.	Die Art der Schmerzen und die Lokalität werden eruiert.
	Ressource Herr Sagdic kann gut mit den Piktogrammen umgehen, evtl. ist anhand der „Bilder" eine Schmerzlokalisation möglich.	Die Schmerzen werden korrekt analysiert.
Möglicherweise lehnen traditionell gläubige Muslime die Einnahme von Schmerz- mitteln während des Ramadans tagsüber ab (auch Infusionen, Injektionen, Suppositorien o.ä.).	**Ressource** Das Pflegepersonal oder der Arzt können aufgrund ihrer Fach- autorität den Patienten über die Notwendigkeit der Medikamenten- einnahme aufklären und so auch Überzeugungsarbeit leisten.	Herr Sagdic ist schmerzfrei.
	Ressource Herr Sagdic erfährt durch physi- kalische Kältetherapie eine Schmerzlinderung.	
Rollen/Geschlecht/ Sittsamkeit Die türkische Tradition sieht den Mann als Oberhaupt der Familie.	**Ressource** Herr Sagdic und seine Frau leben in der türkischen Tradition. Das traditionelle Rollenverhältnis gibt ihnen Sicherheit.	Herr Sagdic kann sein Rollen- verständnis bewahren. Herr Sagdic fühlt sich in seiner türkischen Tradition ernst genommen.
Sittsamkeit und die ent- sprechende verhüllende Kleidung sind für die Gläu- bigen selbstverständlich.	**Ressource** Herr Sagdic wohnt seit 2 Jahren in Deutschland und hat Einblick in die westliche Kultur. Er hat erfahren, dass die westliche Kultur andere Ansprüche an die Kleidung stellt.	Herr Sagdic fühlt sich wohl.

Pflegemaßnahmen für eine kulturkongruente Pflege	Evaluation
Das therapeutische Team kennt die kultur-bedingten Einstellungen und Verhaltens-weisen.	bei jedem Dienstwechsel
Der türkische Krankenpfleger wird wann immer möglich hinzugezogen. Er soll die entsprechende Dolmetscherfunktion wahrnehmen und in türki-scher Sprache versuchen, mit dem Patienten eine Bestimmung der Schmerzregion und -art vor-zunehmen.	
Herr Sagdic wird aufgefordert, anhand der Piktogramme (Mensch) die Schmerzregion zu zeigen. Mit Hilfe der Schmerzskala kann er die Schmerzintensität angeben.	
Dem Pflegepersonal und dem Stationsarzt sind die kulturellen Besonderheiten bewusst und sie werden möglicherweise ihre Fachautorität einsetzen, um den Patienten zu überzeugen.	beim Betreten des Zimmers
Die Eisauflagen werden jede Stunde erneuert. Die Auflagefläche wird bezüglich Unter-kühlung und Durchblutung beobachtet.	Stündliche Überwachung
Das Rollenverständnis von Herrn Sagdic wird vom pflegerisch-therapeutischen Team respek-tiert. Herr Sagdic ist immer als erster über Behandlungen etc. zu informieren. Sein Status ist zu beachten. Er entscheidet, welche Informa-tionen an seine Frau gegeben werden dürfen.	3 × täglich
Herr Sagdic kann lange Hosen und Hemden mit langen Ärmeln tragen.	täglich vor Dienstbeginn

Kulturelle Gewohnheiten Besonderheiten	Individuelle Probleme/Ressourcen	Pflegeziel
Es ist möglich, dass ältere muslimische Männer eine Behandlung durch das gleiche Geschlecht erwarten.	Im Pflegeteam arbeiten nur Krankenschwestern. Ein Krankenpfleger kann nur punktuell zur Hilfe gerufen werden.	Herr Sagdic versteht, dass nicht ständig ein männlicher Pfleger anwesend sein kann.
Türkische Angehörige und Bekannte empfinden es aus dem Glauben heraus sehr wichtig, Kranke zu besuchen und sich um sie zu kümmern. Insbesondere sieht die Ehefrau dies als ihre Pflicht an.	Herr Sagdic hat Bettruhe und muss flach liegen. Er ist in Bezug auf Körperpflege und Ausscheidungen abhängig. **Ressource** Die Ehefrau ist kooperativ und möchte ihren Mann weitestgehend versorgen.	Herr Sagdic ist damit einverstanden, dass seine Frau pflegerische Tätigkeiten für ihn durchführt und entsprechend von dem Pflegepersonal angeleitet wird. Frau Sagdic kann die notwendigen pflegerischen Maßnahmen selbständig und sicher durchführen.
Essen/Trinken Muslime essen kein Schweinefleisch und nichts, was mit Schweinefleisch in Berührung gekommen ist. Selbst Rind oder andere Tiere müssen laut Schlachtritual ausgeblutet sein. Alkohol ist streng verboten. Es ist üblich, dass die Angehörigen Nahrungsmittel von zu Hause mitbringen.	**Ressource** Die Krankenhausküche bereitet die Nahrung entsprechend muslimischer Rituale zu. Durch Kennzeichnung der Essenkarten kann die entsprechende Kost für Herrn Sagdic angefordert werden. Die Ehefrau bringt oftmals Essen von zu Hause mit.	Herr Sagdic bekommt nach muslimischen Ritualen sein Essen zubereitet. Herr Sagdic und seine Ehefrau verstehen die Notwendigkeit der Nahrungskarenz. Herr Sagdic hält, wenn nötig, Nahrungskarenz ein.
Während des Ramadans dürfen Muslime, so lange es hell ist, nichts essen und trinken. Erst nach Sonnenuntergang dürfen sie etwas zu sich nehmen. In Ausnahmefällen, wie beispielsweise Krankheit, kann der Gläubige vom Fasten befreit werden.	Herr Sagdic möchte fasten, obwohl er krank ist. Herr Sagdic kann exikkieren und der Blutzucker kann sich verändern. **Ressource** Im Notfall kann der Arzt oder das Pflegepersonal Herrn Sagdic über die Notwendigkeit des Essens und Trinkens aufklären und ihn vom Fasten befreien.	Herr Sagdic hat ausreichend Flüssigkeit. Der Blutzucker ist im Normalbereich.

Pflegemaßnahmen für eine kulturkongruente Pflege	Evaluation
Die Krankenschwestern führen nur solche pflegerischen Maßnahmen durch, die Herrn Sagdics Schamgefühl nicht verletzen (Betten machen, Zimmer aufräumen, RR-Messung, Essen anreichen etc.). Vor dem Betreten des Zimmers wird angeklopft.	beim Betreten des Zimmers
Im Beisein von Herrn Sagdic wird mit Hilfe von Piktogrammen und ggf. mit Hilfe des Dolmetschers seine Frau angeleitet, die notwendigen pflegerischen Maßnahmen (Dekubitus-Pneumonieprophylaxe etc.) durchzuführen. An einer Puppe wird das entsprechende Vorgehen demonstriert und eingeübt (auch das Anreichen des Steckbeckens). Das Pflegepersonal bereitet die entsprechenden Utensilien vor. Frau Sagdic wird ermuntert bei Unsicherheit nachzufragen. Herr Sagdic wird von dem türkischen Pfleger angeleitet, die Urinflasche anzulegen.	3 × täglich
Es wird eine nach muslimischen Ritualen zubereitete Kost in der Küche bestellt.	bei jedem Essen
Das Pflegepersonal akzeptiert das Mitbringen von Lebensmitteln durch Angehörige. Das Pflegepersonal informiert mit Hilfe von Piktogrammen Herrn Sagdic im Beisein seiner Ehefrau über Nahrungskarenz vor entsprechenden Untersuchungen.	vor entsprechenden Untersuchungen
Am Abend bekommt Herr Sagdic ausreichend Essen und Trinken bereitgestellt. Ihm wird mit Gestik, Mimik und Piktogrammen erklärt, dass er 1–2 Liter trinken soll. Bei Herrn Sagdic wird tagsüber 3 × täglich Vitalzeichenkontrolle durchgeführt. Bei entsprechenden Veränderungen wird der Blutzuckerspiegel kontrolliert.	beim Betreten des Zimmers bzw. 8.00, 13.00, 19.00 Uhr.

Kulturelle Gewohnheiten Besonderheiten	Individuelle Probleme/Ressourcen	Pflegeziel

Fremdheit

Der Besuch von Kranken ist in der türkischen Tradition ein wichtiges religiöses Element. Deshalb haben türkische Patienten oftmals sehr viele Besucher am Bett. Die Einstellung ist, ein Kranker darf nie alleine sein.

Herr Sagdic ist das erste Mal in einem deutschen Krankenhaus. Seine Frau ist fast den ganzen Tag bei ihm zu Besuch. Außerdem kommen viele türkische Bekannte zu ihm. Mitpatienten können sich dadurch in ihrer Ruhe gestört fühlen.

Herr Sagdic fühlt sich wohl. Herr Sagdic versteht die Notwendigkeit der Besuchzeitregelung. Mitpatienten verstehen diese Tradition des Besuches.

Religion

Der Muslime hat religiöse Pflichten zu erfüllen. Diese sind folgende:
- Glaubensbekenntnis,
- tägliche Gebete (fünfmal),
- Fasten während des Ramadans,
- Almosengabe,
- Pilgerfahrt nach Mekka.

Ramadan (vgl. Essen/Trinken)

Herr Sagdic hat Bettruhe und muss ruhig liegen. Er kann die für das Gebet vorgeschriebenen Waschrituale nicht selbständig durchführen.

Herr Sagdic kann seine täglichen Waschungen und Gebete durchführen.

Herr Sagdic versteht die entsprechenden Einschränkungen bei der Vorbereitung bzw. Durchführung seiner Gebete.

Das tägliche Gebet wird nach Sonnenaufgang, am Mittag, in der Hälfte des Nachmittags, nach Sonnenuntergang und in der Nacht durchgeführt. Die religiösen Vorbereitungen zum Gebet beinhalten eine Waschung des Gesichtes, der Ohren, der Stirn, der Füße bis zu den Knöcheln und der Hände und der Arme bis zu den Ellenbogen unter fließendem Wasser. Eine Reinigung der Nase wird durch das Hochziehen von Wasser erreicht. Außerdem wird der Mund ausgespült.

Während des Gebetes richtet der Gläubige sich nach Mekka (Osten). Zum Gebet wird ein „Gebetsteppich" bereitgehalten.

Der organisatorische Ablauf so wie die Besuchszeiten können Herrn Sagdic bei dem Gebet stören.

Ressource
Seine Frau ist tagsüber anwesend und unterstützt Herrn Sagdic bei der Durchführung der Waschrituale zur Gebetsvorbereitung. Abends stellt sie ihm eine Waschschüssel ans Bett, damit er sich für das Gebet in der Nacht waschen kann.

Ressource
Krankheit kann den Gläubigen vom Gebet entbinden.

Seine Privatsphäre wird weitestgehend gewahrt.

Pflegemaßnahmen für eine kulturkongruente Pflege	Evaluation

Herr Sagdic kann viel Besuch empfangen. Die Mitpatienten werden über die Tradition des Krankenbesuches aufgeklärt. Sie werden aufgefordert, sich an das Pflegepersonal zu wenden, wenn sie Ruhe brauchen. Herr Sagdic wird mit Hilfe von Piktogrammen und Übersetzungstafeln verdeutlicht, dass evtl. der Besuch zu bestimmten Zeiten das Patientenzimmer verlassen muss, damit die Mitpatienten sich nicht gestört fühlen. Pflegepersonal nimmt mögliche Konflikte im Patientenzimmer wahr.

beim Betreten des Zimmers

Herrn Sagdics Bett wird Richtung Osten aufgestellt. Frau Sagdic unterstützt ihren Ehemann bei der Durchführung der Waschungen. Ihr wird mit Hilfe von Piktogrammen, Gestik und Mimik erklärt, worauf sie zu achten hat (den Ehemann nicht aufzusetzen etc.). Wenn nötig, wird der türkische Krankenpfleger zum Übersetzen herangezogen. Herrn Sagdic wird durch den türkischen Dolmetscher erklärt, dass es aus gesundheitlichen Gründen wichtig ist, die Wirbelsäule möglichst stabil bzw. ruhig zu halten.

täglich

Herr Sagdic signalisiert durch Aufsetzen eines Hutes, dass er betet. Im Zimmer wird eine spanische Wand aufgestellt, die Frau Sagdic, wenn sie möchte, als Blickschutz vor das Bett ihres Mannes stellen kann.
Die Mitpatienten werden über die Gebetsrituale informiert. Wenn bestimmte Untersuchungen anstehen, wird Herr Sagdic rechtzeitig informiert und es wird versucht die Gebete und Untersuchungen zu koordinieren.

5.2.2 Aufklärungsgespräch

Vorbereitung zur Operation

Juchli (1997, S. 1030ff) beschreibt im Rahmen der Vorbereitung operativer Maßnahmen vier wesentliche pflegerische Aufgaben:
- Elementarvorbereitung,
- Aufklärung und Informationsvermittlung zu bestimmten Maßnahmen,
- Einüben von Pflegetechniken,
- emotionale Begleitung des Patienten und seiner Angehörigen.

Die *Elementarvorbereitung* umfasst organisatorische und pflegerische Maßnahmen zur Operationsvorbereitung (vgl. Schema). Sie sind größtenteils von kulturellen Aspekten unabhängig. Es empfiehlt sich jedoch, allgemeine Gesichtspunkte, wie etwa das Rollenverständnis zwischen Mann und Frau, bei der Durchführung zu berücksichtigen.

Schema für eine Elementarvorbereitung (nach Juchli)

Elementarvorbereitung für Name:	Diagnose: Operation:		
Gewünschtes ankreuzen und präzisieren:			
Nahrungskarenz			
Darmreinigung			
Atemtraining			
Spezielle Krankengymnastik			
Rasur des Operationsfeldes			
Thromboseprophylaxe			
Befragung nach Allergiebereitschaft			
Parenterale Ernährung			
Blutdruck	EKG	Blutgruppe	Blut bestellen
Gewicht	Thorax	Testblut	
Urinstatus			
Blutbild			
Gerinnungsfaktoren			
Quick			
Blutchemie			
Prämedikation			

Die *Aufklärung* des Patienten und die Vermittlung allgemeiner Informationen ist dem Arzt und Anästhesisten von Rechts wegen vorgeschrieben. Der Patient muss über alle möglichen Komplikationen, die während und nach der Operation auftreten können, aufgeklärt und informiert werden. Die Pflegeperson unterstützt diesen Prozess im Vorfeld und steht dem Patienten auch nach dem Aufklärungsgespräch zur Verfügung. Darüber hinaus informiert sie den Patienten über den organisatorischen Ablauf und notwendige Verhaltensweisen.

PRAXIS-TIPP Die pflegerische Informationsvermittlung sollte sich auf die wichtigsten Inhalte konzentrieren. Zuviel an Information kann zu Unsicherheit und Missverständnissen führen. ▪

In Abhängigkeit vom Sprachverständnis des Patienten muss eventuell ein Berufsdolmetscher bzw. eine dolmetschende Person zu diesem Gespräch hinzugezogen werden, um Missverständnisse zu vermeiden. Wege zur Anforderung eines Dolmetschers wurden im Kapitel 5.1.2 beschrieben.

Das *Einüben von Pflegetechniken* dient dem Erlernen von Handlungsweisen, die es dem Patienten nach der Operation möglichst schnell erlauben, seine Selbständigkeit wieder zu erlangen. Auch können prophylaktische Maßnahmen erklärt werden, die das Risiko postoperativer Komplikationen verringern. Die Pflegeperson hat dafür zu sorgen, dass die prophylaktischen Maßnahmen regelmäßig durchgeführt werden. Sobald der Patient in der Lage ist, diese Maßnahmen selbständig durchzuführen, hat die Pflegeperson die Aufgabe, die Durchführung der Maßnahmen bei Bedarf zu korrigieren und an die regelmäßige Ausführung zu erinnern. Ausländische Patienten sind damit vor allem dann überfordert, wenn sie die Sprache nicht ausreichend beherrschen. Die Verantwortung für die Durchführung solcher Maßnahmen muss dann bei der Pflegeperson verbleiben und kann nur schrittweise, den jeweiligen Situationen angepasst, an den Patienten weitergegeben werden.

Eine Operation bedeutet für jeden Patienten einen Eingriff in sein Leben. Die Situation vor der Operation ist von unterschiedlichen Gefühlen geprägt. Diese sind zum einen von der Diagnose und zum anderen von der damit verbundenen Erwartungshaltung des Patienten abhängig. Das vorherrschende Gefühl ist die Angst und zwar die „Angst davor, ausgeliefert zu sein, nicht zu wissen, was mit einem geschieht, was und wer im Operationssaal auf einen wartet" (Juchli 1997, S. 1030). Die *Begleitung des Patienten und seiner Angehörigen* ist in dieser von Emotionen geprägten Situation die wichtigste Aufgabe für die Pflegeperson. Hier ist ein Aspekt der Pflege gefordert, den Watson und Leininger als Kunst der Pflege bezeichnen, d. h. dass sich die Pflegeperson in die Situation des Patienten und seiner Angehörigen einfühlen muss. Sie muss versuchen, dem Patienten die Angst zu nehmen und ihm Sicherheit zu vermitteln. Es gilt, den Patienten emotional zu begleiten, seine Gefühle zu erspüren und diese mit ihm zu bewältigen. Diese Aufgabe stellt bei Sprachproblemen und unterschiedlichen Kulturen eine besondere Herausforderung dar. Da oftmals die verbale Kommunikation schwierig ist, ist es um so wichtiger, auf die Signale der Körpersprache zu achten. Die Angst des ausländischen Patienten lässt sich an seiner Mimik und Gestik erkennen. Schnelle Augenbewegungen, Tachycardie, erhöhte Blutdruckwerte, Gesichtsrötung, Schweißausbrüche und allgemeine Unruhe, aber auch Tränen können der verantwortlichen Pflegeperson Angstgefühle des Patienten signalisieren (vgl. Kapitel 2.2). Die Pflegeperson kann auf solche Signale reagieren, in dem sie dem Patienten die Hand hält, ihn in den Arm nimmt, bei ihm ist, ihm zunickt und sich einfach Zeit für ihn nimmt (vgl. Kapitel 3.2.2).

PRAXIS-TIPP Selbst wenn der Patient kein Deutsch versteht, sollte die Pflegeperson mit ihm sprechen. Dabei ist auf den Tonfall, die Lautstärke und den Redefluss zu achten. Der Patient spürt am Klang der Sprache die Intention der Pflegeperson. ▪

Frau Landsbergis, geb. Tschebakova, kommt zur geplanten konventionellen Cholezystektomie. Sie klagt seit einem Jahr über Gallenkoliken. Frau Landsbergis ist 65 Jahre alt. Vor zwei Jahren sind sie und ihr Ehemann als russische Spätaussiedler von Kasachstan nach Deutschland gekommen. Der Ehemann ist in Litauen in der Stadt Vilnius geboren. Dort lebte das Ehepaar zwanzig Jahre. Mitte der 70er Jahre sind sie nach Karaganda (Kasachstan) umgezogen, wo die Eltern von Frau Landsbergis lebten. In ihrer neuen Heimat Deutschland haben sie ausschließlich Kontakt zu russischen Aussiedlerfamilien. Ihre Deutschkenntnisse sind sehr gering. Frau Landsbergis hat große Angst vor der Operation. Vor zehn Jahren hatte sie eine gynäkologische Operation in Russland, an die sie sich ungern erinnert. Damals hatte sie entsetzliche Schmerzen nach der Operation.

Die nachfolgende Pflegeanamnese wurde von einer aus Russland stammenden Krankenpflegeschülerin, die z. Zt. auf einer Station der Inneren Medizin arbeitet, im Beisein der verantwortlichen Krankenschwester Frau Michels erhoben.

Pflegeanamnesebogen zur Einschätzung der Bedürfnisse ausländischer Patienten

Persönliche Daten

Name, Vorname: *Landsbergis, Olga, geb. Tschebakova*

Geschlecht: *weiblich*

Geburtsdatum: *10. 10. 1933*

Aufenthalt in Deutschland seit: *April 1996 (zwei Jahre)*

Familienstand: *verheiratet*

Kinder: *keine*

Angehörige: *Ehemann (Boris Landsbergis)*

Familie beteiligt sich an der Pflege:　　　☒ ja　　　☐ nein

Wichtige Bezugspersonen:

Kulturelle Gemeinschaften (z. B. Kirchengemeinde, kultureller Verein etc.):

　☒ ja　　　welche: *Römisch-Kath. Kirchengemeinde, Russ. Aussiedlerfamilien e.V.*
　☐ nein

Beruf (Bildungsstand): *keine Ausbildung*

Wohnverhältnisse: *Zwei-Zimmer-Wohnung*

Kommunikation

Kommunikationsstörungen aufgrund von:

Beeinträchtigung des Hörens:	☐ ja ☒ nein	Hörgerät:	☐ ja ☐ nein
Beeinträchtigung des Sehens:	☒ ja ☐ nein	Brille/Kontaktlinsen:	☒ ja ☐ nein
Beeinträchtigung des Sprechens:	☐ ja ☒ nein	Aphasie:	☐ ja ☐ nein
		Lispeln:	☐ ja ☐ nein

Muttersprache: *Russisch*   Dialekt: *kein Dialekt*

Deutschkenntnisse:

Sprechen: ☐ sehr gut   ☐ gut   ☐ befriedigend
                   ☐ ausreichend   ☒ kaum   ☐ keine

Hören: ☐ sehr gut   ☐ gut   ☐ befriedigend
                   ☐ ausreichend   ☒ kaum   ☐ keine

Schreiben: ☐ sehr gut   ☐ gut   ☐ befriedigend
                   ☐ ausreichend   ☐ kaum   ☒ keine

Sonstige Sprachkenntnisse:

☐ Englisch   ☐ Französisch   ☐ Italienisch
☐ Spanisch   ☐ Türkisch   ☒ Sonstige: *Litauisch*

Kommunikationsmethode:

Sprechtempo: ☒ langsam   ☐ schnell   ☐ normal   ☐ Sonstiges:

Sprechpausen: ☒ ja   ☐ nein

Augen-/Blickkontakt: ☒ sehr wichtig   ☐ wichtig   ☐ förderlich
                          ☐ eher unwichtig ☐ unwichtig   ☐ behindernd

Körperkontakt: ☒ sehr wichtig   ☐ wichtig   ☐ förderlich
                          ☐ eher unwichtig ☐ unwichtig   ☐ behindernd

Sprachbarrieren (Regeln und Stil des Kommunikationsprozesses):

klare Hierarchien (achtungserweisend) ☒ ja   ☐ nein   ☐ keine Besonderheiten
Sonstiges:

Dolmetscher:

☒ Berufsdolmetscher: ☐ Angehörige/Bekannte:
  Name, Tel.: *Ekler, Vladimir, 7 98 98*   Name, Tel.:
                                           Verwandtschaftsverhältnis:

   ☒ klinikinterner Dolmetscher:

       Name, Station, Tel.: *Frau Kelsch, Elena (Krankenpflegeschülerin, z.Z. Station 2,*
                               ab Mittwoch in Urlaub)

   ☒ Sonstige: *Frau Fühova, Frieda (Reinigungsdienst)*

Nonverbale Kommunikationshilfsmittel:

   Übersetzungstafel in russischer Sprache

   Piktogramme: ☒ ja   □ nein

   Sonstiges: *Schmerzskala*

Kulturelle Faktoren

Geburtsort: *Karaganda*   Land: *Kasachstan*

Wohnortwechsel: ☒ ja   □ nein   Wohnorte: *Vilnius (Litauen) – 20 Jahre*

Religion: *römisch-katholisch*

Bedeutung der kulturellen Werte:

   ☒ wichtig   □ teilweise wichtig   □ unwichtig

Gesundheitsverständnis (z.B. Krankheit ist Strafe, kranke Menschen brauchen Mitleid o.ä.):
Die Familie pflegt die Kranken, so lange es möglich ist, zu Hause; im Krankenhaus übernimmt nach Möglichkeit die Familie die Grundpflege.

Personen (Rollen), die den Genesungsprozess beeinflussen:
Ehemann hat großen Einfluß auf die Genesung; Seelsorger bzw. Priester kann helfen, Leid zu lindern.

Kulturelle Besonderheiten in Bezug auf Ernährung:

   Zubereitung: Verzehr:

   bevorzugte Nahrungsmittel: verbotene Nahrungsmittel: *An den Festtagen ist der Verzehr von Fleisch verboten; Fastenzeiten: Fastenzeit – 40 Tage vor Ostern, jeder Freitag ist ein Fastentag zum Gedächtnis an den Tod Jesu. Insgesamt sollte der Gläubige sich an diesen Tagen nicht satt essen.*

Kulturelle Besonderheiten in Bezug auf Geschlecht und Rolle:
Frau Landsbergis hat großen Respekt vor Ärzten und Krankenschwestern.

Kulturelle Besonderheiten in Bezug auf Körperpflege und Kleidung:
Sparsamkeit und Bescheidenheit.

Kulturelle Besonderheiten in Bezug auf Sterben und Tod: *Krankensalbung ist ein Sakrament der kath. Kirche. Dies wird als Stärkung in der Krankheit verstanden. Die Spendung dieses Sakramentes beinhaltet eine Beichte und eine heilige Kommunion.*

Sonstige kulturelle Besonderheiten:
Nach Leininger sind für die litauische Kultur folgende Pflegewerte von Bedeutung:
* *ausgeprägte Verbundenheit mit der Familie*
* *Religion und Gebet*
* *Erziehung*
* *harte Arbeit und Fleiß*
* *Sparsamkeit und Ausdauer*
* *Beharrlichkeit und Wohltätigkeit für andere*

Kulturspezifische Bedeutung der Fürsorge und Handlungsweisen:
* *Präsenz*
* *Hilfe in Zeiten der Bedürftigkeit*
* *Gastfreundlichkeit gegenüber anderen*
* *Kommunikation mit anderen*
* *Flexibilität für Anpassungen*
* *Kooperation mit anderen*
* *Gebet mit anderen*
* *subtiler Humor*

Biologische Faktoren

Vitalzeichen: RR: *130/80 mmHg*   Puls: *72*   Temp.: *37,0 C*

Größe: *162 cm*   Gewicht: *68 kg*

Atmung: ☒ regelmäßig   Frequenz: *14*
☐ Störungen (Atmungstyp):
☐ Atemgeräusche:
   ☐ rasselnd   ☐ brodelnd
   ☐ inspiratorischer Stridor   ☐ exspiratorischer Stridor

Sputum: ☒ nein
   ☐ ja Menge: Farbe: Konsistenz:

Ausscheidungen:
Urin: ☒ normal   ☐ inkontinent
☐ Veränderungen (Menge, Farbe, Geruch, Konsistenz, Beimengungen):

Stuhlgang: ☐ normal   ☐ inkontinent
☐ Veränderungen (Menge, Farbe, Geruch, Konsistenz, Beimengungen):

Sonstige Ausscheidungen (Erbrochenes, Fluor vaginalis etc.):

Aussehen (Menge, Farbe, Geruch, Konsistenz, Beimengungen):

Mobilität:
☐ bettlägerig   ☐ mit Hilfe gehfähig   ☒ selbständig
Hilfsmittel:

Hautfarbe: *leicht ikterisch*   Farbe der Schleimhäute: *normal durchblutet, Skleren leicht gelblich*

Gesichtsform/Augenform: *hohe Wangenknochen (leicht mongolischer Gesichtsausdruck)*

Beschaffenheit der Haut:

☐ normal ☒ trocken ☐ fettig

☒ gepflegt ☐ ungepflegt

Hautveränderungen (Dekubitis, offene Stellen, Ausschlag o. ä.):

Größe/Form/Aussehen

Spezielle Krankheiten dieser ethnischen Gruppe (z. B. Sichelzellenanämie bei negroiden Gruppen):

Psychologische Faktoren

Bewusstseinszustand:

☒ orientiert (zeitlich/örtlich/zur Person)

☐ ansprechbar ☐ schlafend ☐ somnolent

☐ bewusstlos ☐ komatös

Identifikation mit einer bestimmten ethnischen Gruppe:

☒ ja welche: *litauische*

☐ nein

Gefühl von Fremdheit: ☐ ja ☐ nein

Verhaltensweisen/Reaktionen des Patienten:

☐ vertraulich ☐ ängstlich

☐ zurückhaltend/schüchtern ☐ offen/frei

☒ aufgeregt ☐ wirkt gestresst

☐ Sonstiges

Schmerzempfindung/Schmerzäußerung:

☐ ausgeprägt ☒ unauffällig

Durchführung bzw. Beachtung der Religion, kultureller Werte (Gebetszeiten, Rabbi, Priester o. ä. erwünscht):

☒ wichtig ☐ unwichtig

Der Besuch der Heiligen Messe sollte der Patientin ermöglicht werden. Seelsorger wird von ihr gewünscht.

Religiöse Symbole sind von Bedeutung:

☒ ja welche: *Rosenkranz, Kreuz und Muttergottesbild*

☐ nein

Informationsbedarf:

☐ hoch ☐ angemessen ☒ niedrig

Lernfähigkeit:

☐ hoch ☒ angemessen ☐ niedrig

Weitere pflegerische Aspekte:

Aufgrund der Sprachprobleme kann Frau Landsbergis nur wenige Informationen

verarbeiten. Es bietet sich daher an, ihr die entsprechenden Informationen situativ zu vermitteln.

Elementarvorbereitung:
Die Operation soll morgen um ca. 10.00 Uhr stattfinden.
Die Elementarvorbereitung sieht wie folgt aus:

Elementarvorbereitung: Frau Landsbergis		**Diagnose:** Cholelithiasis **Operation:** Cholezystektomie			
Gewünschtes ankreuzen und präzisieren:					
X	Nahrungskarenz	ab 22.00 Uhr			
X	Darmreinigung	Klysma			
	Atemtraining	nicht möglich wegen Sprachproblematik			
	Spezielle Krankengymnastik	evtl. nach der OP			
X	Rasur des Operationsfeldes	rechter Oberbauch am OP-Tag			
X	Thromboseprophylaxe	Heparisierung, AE-Strümpfe			
X	Befragung nach Allergiebereitschaft	mit Hilfe des Dolmetschers einen Tag vor dem OP-Tag			
X	Parenterale Ernährung	Infusionen nach Plan			
X	Blutdruck 130/90	EKG	X	Blutgruppe	X Blut bestellen
	Gewicht 68 kg	Thorax	X	Testblut	
	Urinstatus	Postoperative Diurese			
X	Blutbild	s. Kurve			
X	Gerinnungsfaktoren	s. Kurve			
X	Quick	s. Kurve			
X	Blutchemie	s. Kurve			
	Prämedikation	s. Anästhesieverordnung			

Aufklärung und Informationsvermittlung:
Heute Mittag um 13.00 Uhr wird der russische Dolmetscher für den Anästhesisten und den Stationsarzt das Aufklärungsgespräch übersetzen. Der Aufklärungsbogen in russischer Sprache ist bereitgelegt. Der Ehemann wird an dem Gespräch teilnehmen. In Absprache mit dem pflegerisch-therapeutischen Team wird die verantwortliche Krankenschwester, Frau Michels, an dem Gespräch teilnehmen. Aus pflegerischer Sicht möchte sie folgende Aspekte übersetzen lassen:

- Frau Michels wird die verantwortliche Krankenschwester morgen vor und bis um 16.00 Uhr nach der Operation sein.

- Bevor Frau Landsbergis in den Operationssaal gebracht wird, bekommt sie eine Spritze, die sie schläfrig macht. Deshalb darf sie danach nur noch in Begleitung aufstehen.
- Frau Michels wird Frau Landsbergis nach der Operation mindestens dreimal in der Stunde aufsuchen.
- Nach der Operation kann der Ehemann die ganze Zeit bei seiner Frau sein.
- Der Ehemann soll sich bitte bei Frau Michels melden, wenn er glaubt, seine Frau benötige Hilfe.
- Wenn Frau Landsbergis Schmerzen hat, soll sie dies durch Deuten auf die Piktogramme zum Ausdruck bringen.

- Mit Hilfe der Schmerzskala kann Frau Landsbergis die Intensität ihrer Schmerzen angeben (s. Abb. 4.**3**).
- Nach der Operation hat Frau Landsbergis bis abends Bettruhe.
- Die Maßnahmen zur Elementarvorbereitung werden Frau Landsbergis erklärt.
- Frau Landsbergis wird darauf hingewiesen, dass sie nach der Operation einige Handlungen erlernen muss, die ihr in den jeweiligen Situationen erklärt werden.

Nach diesen Informationen wird Frau Landsbergis und ihrem Ehemann im Beisein der verantwortlichen Krankenschwester ein Video über allgemeine Aspekte der Operationsvorbereitung gezeigt. Ziel ist es, der Patientin mit Hilfe der laufenden Bilder Informationen über die Vorgehensweise und den organisatorischen Ablauf am Vortag und am Operationstag zu vermitteln. Damit kann der Patientin Sicherheit gegeben werden. Eventuell kann dieses Video auch vor dem Gespräch mit dem Dolmetscher gezeigt werden, so dass die Patientin die Gelegenheit hat, Fragen über die Operation zu stellen. Das Video zeigt folgende Aspekte der Operationsvorbereitung:

Vorbereitung am Vortag der Operation:
- Prämedikation am Abend;
- nüchtern ab ... Uhr;
- Abführen;
- Schlafen;

Vorbereitungen am Operationstag:
- Aufstehen (Uhrzeit);
- Rasur des Operationsfeldes;
- Ablegen des Schmucks;
- Entfernen von Nagellack;
- Reinigungsbad;
- Anziehen des Operationshemdes;
- Anziehen der Antiembolie-Strümpfe;
- Verabreichung der Prämedikation;
- Aufstehen nur in Anwesenheit einer Krankenschwester;
- Fahrt zum Operationssaal.

Einüben von Pflegetechniken:
Vor der Operation werden keine speziellen Pflegetechniken, wie etwa Atemtraining, Aufstehen en bloc, Anziehen der Antiembolie-Strümpfe etc.,

eingeübt. Frau Landsbergis wird lediglich darauf hingewiesen, dass sie nach der Operation entsprechende Handlungsweisen erlernen muss. Das Einüben im Vorfeld der Operation könnte die Patientin überfordern und möglicherweise Angst hervorrufen.

Emotionale Begleitung:
Das Verhalten von Frau Landsbergis macht deutlich, dass sie Angst hat. Frau Michels, die verantwortliche Krankenschwester, will ihr deshalb besonders viel Aufmerksamkeit entgegenbringen. Sie geht sehr oft in das Patientenzimmer, sucht den Blickkontakt mit der Patientin und versucht durch Körperkontakt, entweder Hand-Halten oder In-den-Arm-Nehmen, der Patientin Trost und Anteilnahme, aber auch Sicherheit zu vermitteln.

5.2.3 Entlassungsgespräch

Viele Patienten benötigen nach der Entlassung aus dem Krankenhaus eine ambulante medizinische oder pflegerische Versorgung. Andere Patienten müssen angeleitet werden, sich selbst zu versorgen, oder müssen bestimmte Regeln in ihrem täglichen Ablauf beachten. Beim Entlassungsgespräch müssen dem Patienten unmissverständlich die notwendigen weiteren Schritte erklärt werden. Gegebenenfalls müssen auch soziale Institutionen über die Notwendigkeit der ambulanten Versorgung informiert werden.

Gerade ausländische Patienten nutzen oftmals die vorhandenen ambulanten medizinischen und pflegerischen Versorgungsangebote nicht (Demographie Kapitel 1.3). Ursachen hierfür können in einem Informationsmangel oder in kulturellen Gewohnheiten liegen.

Bei ausländischen Patienten mit Sprachproblemen empfiehlt es sich, die Informationen bei der Entlassung auf die wesentlichen Punkte zu beschränken. Ein Zuviel an Information kann zu Missverständnissen und zu Verwirrung führen. Wichtig ist zu kontrollieren, dass diese wesentlichen Punkte vom Patienten verstanden wurden. Bei der Durchführung des Gespräches sollte man auf Tonfall, Mimik, Gestik etc. achten, wie bereits im Kapitel 5.1.1 aufgezeigt wurde. Zur Vorbereitung und zur Durchführung eines Entlassungsgespräches können die folgenden Richtlinien herangezogen werden.

Vorgehensweise beim Entlassungsgespräch eines ausländischen Patienten mit Sprachproblemen

- Erarbeitung der wesentlichen Informationen („Was muss vermittelt werden?").

- Spezielle kulturelle Besonderheiten werden erkundet.

- Methodenwahl („Wie können die Informationen vermittelt werden?").

- Vorbereitung des notwendigen Materials (Dolmetscher, Übersetzungstafel, Pikto-

gramme, Zeitschriften, Papier und Bleistift, Demonstration von Handlungsabläufen, anatomische Modelle etc.).

- Durchführung des Beratungsgespräches unter entsprechenden Rahmenbedingungen.

- Kontrolle, ob die Inhalte verstanden wurden (z. B. Demonstration von Handlungsabläufen durch den Patienten).

Nach dem erfolgten Gespräch sollte man überlegen, ob weitere Institutionen in die ambulante Versorgung mit eingebunden werden müssen.

FALLBEISPIEL

Frau Isaa ist 22 Jahre und ist in Abbis Abba in Äthiopien geboren. Als Asylantin kam sie vor einem Jahr nach Deutschland. Ihr Wortschatz in Deutsch ist sehr gering („ja", „nein", „Guten Tag", Auf Wiedersehen"). Ihre Muttersprache ist Amharic. Englisch oder sonstige Sprachen spricht sie nicht. Ein Dolmetscher kann nicht herangezogen werden.
Vor drei Tagen hat sie einen gesunden Sohn von 3400 g und 51 cm geboren. Die Geburt verlief komplikationslos. Nach der Geburt gab es bisher keine Besonderheiten. Morgen soll Frau Isaa entlassen werden.
Die verantwortliche Krankenschwester wird heute ein Entlassungsgespräch mit ihr führen. In diesem Gespräch soll Frau Isaa über die wichtigsten pflegerischen Handlungen und über die Versorgung des Säuglings aufgeklärt werden.

Die Krankenschwester entscheidet sich für folgende Vorgehensweise:

- Als wichtigste Informationen möchte sie den Umgang mit Lochien, die Ernährung von Mutter und Kind sowie die Pflege des Neugeborenen vermitteln.

- Sie erkundigt sich nach kulturellen Besonderheiten. Dabei benutzt sie entsprechende Fachliteratur und fragt bei dem Ausländerbeauftrag-

ten der Stadt nach. Sie kann für das Thema keine Besonderheiten erkunden.

- Sie führt das Gespräch mit der äthiopischen Patientin (vgl. I, II und III).

- Sie orientiert sich an den hausinternen Standardpflegeplänen für die obigen Punkte und beschafft sich die Hilfsmittel zur Kommunikation, die sie verwenden möchte. Die Pflege des Neugeborenen ist auf Video aufgezeichnet.

- Sie nimmt Kontakt mit dem Sozialarbeiter des Asylantenwohnheimes auf und gibt ihm die Informationen über die notwendigen Nachsorgeuntersuchungen der Patientin. Außerdem erklärt sie ihm, welche Vorsorgeuntersuchungen für das Kind wichtig sind. Sie bittet ihn, dafür Sorge zu tragen, dass diese Angebote genutzt werden.

I Umgang mit Lochien – hygienische Aspekte des Vorlagenwechsels

Demonstration durch die Krankenschwester

Vorstellung des Materials:
- Vorlagen
- Slip
- Abwurf
- Händedesinfektionsmittel
- Bidet oder Dusche

Durchführung des Vorlagenwechsels:
Die Krankenschwester demonstriert die einzelnen Schritte des Vorlagenwechsels und macht die Reihenfolge der einzelnen Handlungsschritte durch Aufzählung mit den Fingern deutlich:

- Hände waschen
- Verschmutzte Vorlage wegwerfen
- Intimpflege durchführen
- Neue Vorlage nehmen
- Hände desinfizieren / Hände waschen

Aufforderung an die Patientin, den Handlungsablauf nachzuahmen

Die Patientin demonstriert den Handlungsablauf selbständig. Falsche Handlungen werden sofort korrigiert. Die Patientin wiederholt den Ablauf bis er fehlerfrei durchgeführt wird.

Hinweise auf spezielle Gesichtspunkte

Nachdem der Ablauf fehlerfrei erfolgt, wird auf weitere wichtige Besonderheiten mit Hilfe von Piktogrammen eingegangen:
- Baden verboten
- Tampons verboten
- Keine Kontamination von den Lochien zur Brust; vorher Hände waschen

II Ernährung von Mutter und Kind – Anleitung zum Stillen

Erklärungen und Demonstration durch die Krankenschwester

Vorbereitung:
Neugeborene oder Demonstrationspuppe
Piktogramme zum Stillen

Durchführung:
Der Ablauf wird anhand von Piktogrammen dargestellt.
- Piktogramm: Lagerung bzw. Sitzhaltung beim Stillen
- Piktogramm: Säugling umschließt mit dem Mund den Warzenvorhof
- Piktogramm: Beenden des Stillens (mit dem Finger zwischen Brustwarze und Mund des Säuglings fassen)

Demonstration des Ablaufes in einer langsamen, nachvollziehbaren Reihenfolge.

Aufforderung an die Patientin, den Handlungsablauf nachzuahmen

Den demonstrierten Ablauf soll die Patientin nachmachen. Dabei kann die richtige Vorgehensweise durch Kopfnicken und Zulächeln bestätigt werden. Bei Fehlern muss sofort korrigiert werden.

Hinweise auf spezielle Gesichtspunkte

Zum Abschluss werden weitere wichtige Aspekte mit Hilfe von Piktogrammen oder selbst gefertigten Zeichnungen vermittelt:
- Beobachtung (Abtasten) der Brust auf Rötung, Schwellung, Wärme
- Beobachtung der Brustwarze auf Einrisse (Rhagaden)
- Dauer des Stillens pro Seite (max. 20 Minuten)
- Hinweis auf Seitenwechsel der Brust
- Trinkmenge der Mutter
- Nahrungsmittelverbot
- Wichtige Nahrungsmittel

III Pflege des Neugeborenen

Vorbereitung:
- Video
- Videorekorder
- Demonstrationspuppe oder Neugeborene

Durchführung:
Das Video „Tips zur Pflege eines Neugeborenen" wird der Patientin im Beisein der Krankenschwester gezeigt.

Aufforderung an die Patientin, den Handlungsablauf nachzuahmen

Die Patientin badet und wickelt entweder ihr eigenes Neugeborenes oder die Demonstrationspuppe. Die Krankenschwester bestätigt korrekte Handlungen durch Kopfnicken und Lächeln. Bei Fehlern korrigiert sie sofort.

Hinweise auf spezielle Gesichtspunkte

Am Ende des Videos werden die wichtigsten Punkte bei der Pflege des Neugeborenen nochmals zusammenfassend gezeigt. Dies sind folgende Punkte:
- Kontrolle der Wassertemperatur (36° – 37°C) mittels Badethermometers
- Festhalten des Neugeborenen beim Baden
- Abtrocknen des Neugeborenen vor allem zwischen den Hautfalten
- Häufigkeit des Wickelns (mindestens jede vierte Stunde) und die damit verbundene Kontrolle der Haut auf Rötung bzw. Pilzbefall
- Bedeutung des Hautkontaktes, Lächelns und Sprechens

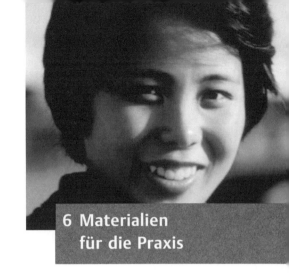

6 Materialien für die Praxis

6.1 Piktogramme

Weltkarte

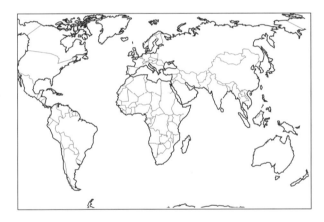

Uhr/Zeit

Körper des Menschen

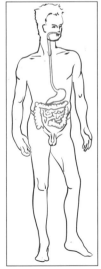
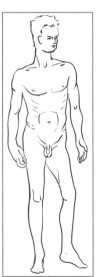

Medikamente

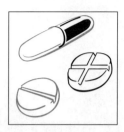 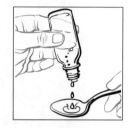 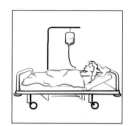 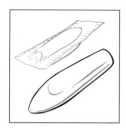

Krankenschwester/Namensschild

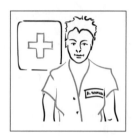

Mahlzeiten

Frühstück　　　　　　　**Mittagessen**　　　　　　　**Abendessen**

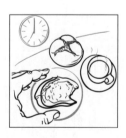 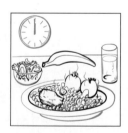 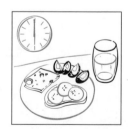

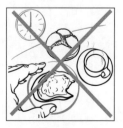 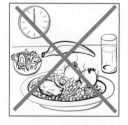 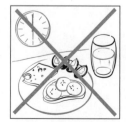

Lebensmittel

Obst

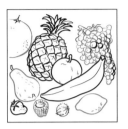

Gemüse

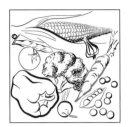

Schweinefleisch

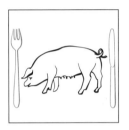

Verbot von Schweinefleisch

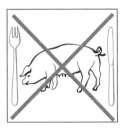

Rindfleisch

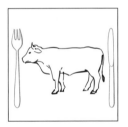

Verbot von Rindfleisch

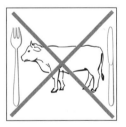

Fisch

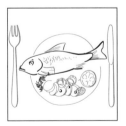

Verbot von Fisch

Getränke

Tee

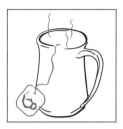

Verbot von Tee

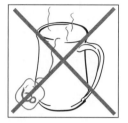

Kaffee

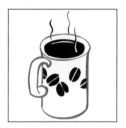

Verbot von Kaffee

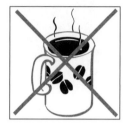

Saft

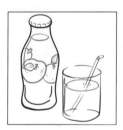

Verbot von Saft

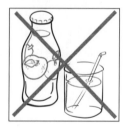

Wasser

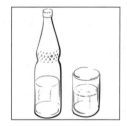

Verbot von Wasser

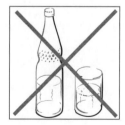

Wachsein/Schlafen/Ruhen

Bettruhe

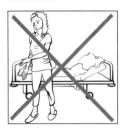

Bewegung

am Bettrand sitzen

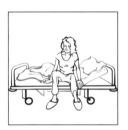

aufstehen

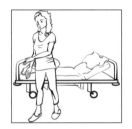

Waschen

in der Dusche

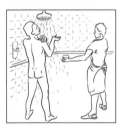

Ausscheiden

Urinflasche anlegen

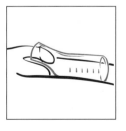

Steckbecken benutzen

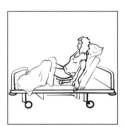

Schmerzen

schmerzlos

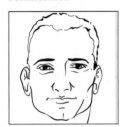

leicht

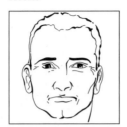

mittel

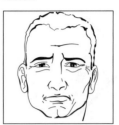

stark

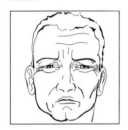

sehr stark

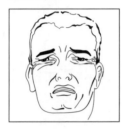

unerträglich

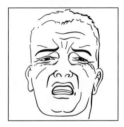

6.2 Übersetzungstafeln in verschiedenen Sprachen

Übersetzungstafel Deutsch – Englisch

Für den Patienten:

- Ich habe Hunger.
- Ich habe Durst.
- Ich muss zur Toilette.
- Ich muss Wasser lassen.
- Ich muss Stuhlgang.
- Ich habe Schmerzen
  - brennende Schmerzen
  - stechende Schmerzen
  - kolikartige Schmerzen
  - sehr starke Schmerzen
  - schwache Schmerzen.
- Ich möchte mich waschen.
- Ich möchte aufstehen.
- Ich möchte ins Bett.
- Ich möchte auf dem Stuhl sitzen.
- Ich liege nicht bequem.
- Ich sitze nicht gut.
- Ich brauche Ruhe.
- Ich möchte schlafen.
- Ich kann nicht schlafen.
- Ich friere.
- Mir ist warm.
- Bitte öffnen Sie das Fenster.
- Bitte schließen Sie das Fenster.
- Ich habe Angst vor der Operation/der Nacht.
- Bitte rufen Sie meine Frau/meinen Mann.
- Wie viel Uhr ist es?
- Welchen Tag haben wir heute?
- Wann darf ich nach Hause?
- Wann kommt der Arzt?

Für die Krankenschwester:

- Guten Tag.

- Morgens/mittags/abends
- Wie geht es Ihnen?
- Das sind Ihre Medikamente.
- Bitte nehmen Sie die Medikamente mit Wasser ein.
- Bitte klingeln Sie.
- Bitte trinken Sie.
- Bitte essen Sie.
- Liegen Sie gut?

For the patient:

- I am hungry.
- I am thirsty.
- I need to go to the toilet.
- I need to urinate.
- I need to empty my bowels.
- I am in pain
  - I feel a burning pain
  - I feel a piercing pain
  - I have a colicky pain
  - I am in considerable pain
  - I feel a weak pain.
- I would like to wash myself.
- I would like to get up.
- I would like to go to bed.
- I would like to sit on the chair.
- I am not lying comfortably.
- I am not sitting comfortably.
- I need rest.
- I would like to sleep.
- I cannot sleep.
- I feel cold.
- I feel hot.
- Please open the window.
- Please close the window.
- I am afraid of the operation/of the night.
- Please phone my wife/my husband.
- What time is it?
- What is the day today?
- When can I go home?
- When is the doctor coming?

For the nurse:

- Good morning – Good afternoon – Good evening
- Morning/noon/evening
- How do you feel?
- This is your medicine.
- Please take your medicine with water.
- Please ring the bell.
- Please drink.
- Please eat.
- Are you lying comfortably?

Deutsch – Englisch

Übersetzungstafel Deutsch – Französisch

Für den Patienten:

- Ich habe Hunger.
- Ich habe Durst.
- Ich muss zur Toilette.
- Ich muss Wasser lassen.
- Ich muss Stuhlgang.
- Ich habe Schmerzen
  - brennende Schmerzen
  - stechende Schmerzen
  - kolikartige Schmerzen
  - sehr starke Schmerzen
  - schwache Schmerzen.
- Ich möchte mich waschen.
- Ich möchte aufstehen.
- Ich möchte ins Bett.
- Ich möchte auf dem Stuhl sitzen.
- Ich liege nicht bequem.
- Ich sitze nicht gut.
- Ich brauche Ruhe.
- Ich möchte schlafen.
- Ich kann nicht schlafen.
- Ich friere.
- Mir ist warm.
- Bitte öffnen Sie das Fenster.
- Bitte schließen Sie das Fenster.
- Ich habe Angst vor der Operation/der Nacht.
- Bitte rufen Sie meine Frau/meinen Mann.
- Wie viel Uhr ist es?
- Welchen Tag haben wir heute?
- Wann darf ich nach Hause?
- Wann kommt der Arzt?

Für die Krankenschwester:

- Guten Tag.
- Morgens/mittags/abends
- Wie geht es Ihnen?
- Das sind Ihre Medikamente.
- Bitte nehmen Sie die Medikamente mit Wasser ein.
- Bitte klingeln Sie.
- Bitte trinken Sie.
- Bitte essen Sie.
- Liegen Sie gut?

Pour le patient:

- J'ai faim.
- J'ai soif.
- Il faut que j'aille aux toilettes.
- Il faut que j'urine.
- Il faut que j'aille à la selle.
- J'ai des douleurs
  - des douleurs brûlantes
  - lancinantes
  - des coliques
  - des douleurs très fortes
  - des petites douleurs.
- Je voudrais me laver.
- Je voudrais me lever.
- Je voudrais aller au lit.
- Je voudrais m'asseoir sur la chaise.
- Je ne suis pas bien allongé.
- Je ne suis pas bien assis.
- J'ai besoin de calme.
- Je voudrais dormir.
- Je ne peux pas dormir.
- J'ai froid.
- J'ai chaud.
- Ouvrez la fenêtre S.V.P.
- Fermez la fenêtre S.V.P.
- J'ai peur de l'opération/de la nuit.
- Veuillez téléphoner à ma femme/à mon mari.
- Quelle heure est-il?
- Quel jour sommes-nous aujourd'hui?
- Quand pourrai-je rentrer chez moi?
- Quand passe le médecin?

Pour l'infirmière:

- Bonjour.
- Le matin/le midi/le soir.
- Comment allez-vous?
- Voilà vos médicaments.
- Veuillez prendre les médicaments avec de l'eau.
- Prière de sonner.
- Buvez S.V.P.
- Mangez S.V.P.
- Etes-vous bien allongé?

Deutsch – Französisch

Übersetzungstafel Deutsch – Italienisch

Für den Patienten:
- Ich habe Hunger.
- Ich habe Durst.
- Ich muss zur Toilette.
- Ich muss Wasser lassen.
- Ich muss Stuhlgang.
- Ich habe Schmerzen
  - brennende Schmerzen
  - stechende Schmerzen
  - kolikartige Schmerzen
  - sehr starke Schmerzen
  - schwache Schmerzen.
- Ich möchte mich waschen.
- Ich möchte aufstehen.
- Ich möchte ins Bett.
- Ich möchte auf dem Stuhl sitzen.
- Ich liege nicht bequem.
- Ich sitze nicht gut.
- Ich brauche Ruhe.
- Ich möchte schlafen.
- Ich kann nicht schlafen.
- Ich friere.
- Mir ist warm.
- Bitte öffnen Sie das Fenster.
- Bitte schließen Sie das Fenster.
- Ich habe Angst vor der Operation/der Nacht.
- Bitte rufen Sie meine Frau/meinen Mann.
- Wie viel Uhr ist es?
- Welchen Tag haben wir heute?
- Wann darf ich nach Hause?
- Wann kommt der Arzt?

Per il paziente:
- Ho fame.
- Ho sete.
- Devo andare in bagno.
- Devo urinare.
- Devo andara di corpo.
- Ho dolori.
  - dolori pungenti
  - dolori lancinanti
  - dolori tipo colica
  - dolori molto forti
  - dolori leggeri.
- Vorrei lavarmi.
- Vorrei alzarmi.
- Vorrei andare a letto.
- Vorrei sedermi sulla sedia.
- Non sono comodo.
- Non sono seduto bene.
- Ho bisogno di riposo.
- Vorrei dormire.
- Non riesco a dormire.
- Ho freddo.
- Ho caldo.
- Per favore apra la finestra.
- Per favore chiuda la finestra.
- Ho paura dell'operazione/della notte.
- Per favore chiami mia moglie/mio marito.
- Che ore sono?
- Che giorno è oggi?
- Quando posso andare a casa?
- Quando passa il medico?

Für die Krankenschwester:
- Guten Tag.
- Morgens/mittags/abends
- Wie geht es Ihnen?
- Das sind Ihre Medikamente.
- Bitte nehmen Sie die Medikamente mit Wasser ein.
- Bitte klingeln Sie.
- Bitte trinken Sie.
- Bitte essen Sie.
- Liegen Sie gut?

Per l'infermiera:
- Buon giorno.
- Al mattino/a mezzogiorno/alla sera.
- Come sta?
- Queste sono le Sue medicine.
- Per favore prenda le medicine con acqua.

- La prego di suonare.
- La prego di bere.
- La prego di mangiare.
- E' comodo?

Übersetzungstafel Deutsch – Spanisch

Deutsch – Spanisch

Für den Patienten:
- Ich habe Hunger.
- Ich habe Durst.
- Ich muss zur Toilette.
- Ich muss Wasser lassen.
- Ich muss Stuhlgang.
- Ich habe Schmerzen
  - brennende Schmerzen
  - stechende Schmerzen
  - kolikartige Schmerzen
  - sehr starke Schmerzen
  - schwache Schmerzen.
- Ich möchte mich waschen.
- Ich möchte aufstehen.
- Ich möchte ins Bett.
- Ich möchte auf dem Stuhl sitzen.
- Ich liege nicht bequem.
- Ich sitze nicht gut.
- Ich brauche Ruhe.
- Ich möchte schlafen.
- Ich kann nicht schlafen.
- Ich friere.
- Mir ist warm.
- Bitte öffnen Sie das Fenster.
- Bitte schließen Sie das Fenster.
- Ich habe Angst vor der Operation/der Nacht.
- Bitte rufen Sie meine Frau/meinen Mann.
- Wie viel Uhr ist es?
- Welchen Tag haben wir heute?
- Wann darf ich nach Hause?
- Wann kommt der Arzt?

Para el paciente:
- Tengo hambre.
- Tengo sed.
- Tengo que ir al excusado.
- Tengo que orinar.
- Tengo que defecar.
- Tengo dolores
  - dolores ardientes
  - dolores punzantes
  - dolores como cólicos
  - dolores muy fuertes
  - dolores débiles.
- Quiero lavarme.
- Quiero levantarme.
- Quiero acostarme en la cama.
- Quiero sentarme en la silla.
- Estoy acostado incómodo.
- Estoy sentado incómodo.
- Necesito tranquilidad.
- Quiero dormir.
- No puedo dormir.
- Tengo frío.
- Tengo calor.
- Por favor abra la ventana.
- Por favor cierre la ventana.
- Tengo miedo de la operación/de la noche.
- Por favor llame a mi esposa/mi esposo.
- ¿Qué hora es?
- ¿Qué día es hoy?
- ¿Cuándo puedo irme a casa?
- ¿Cuándo viene el médico?

Für die Krankenschwester:
- Guten Tag.
- Morgens/mittags/abends
- Wie geht es Ihnen?
- Das sind Ihre Medikamente.
- Bitte nehmen Sie die Medikamente mit Wasser ein.
- Bitte klingeln Sie.
- Bitte trinken Sie.
- Bitte essen Sie.
- Liegen Sie gut?

Para la enfermera:
- Buenos días.
- Buenas tardes.
- ¿Cómo está usted?
- Estos son sus medicamentos.
- Por favor tome los medicamentos con agua.

- Por favor haga sonar el timbre.
- Por favor beba.
- Por favor coma.
- ¿Está cómodo en la cama?

Übersetzungstafel Deutsch – Türkisch

Für den Patienten:
- Ich habe Hunger.
- Ich habe Durst.
- Ich muss zur Toilette.
- Ich muss Wasser lassen.
- Ich muss Stuhlgang.
- Ich habe Schmerzen
  - brennende Schmerzen
  - stechende Schmerzen
  - kolikartige Schmerzen
  - sehr starke Schmerzen
  - schwache Schmerzen.
- Ich möchte mich waschen.
- Ich möchte aufstehen.
- Ich möchte ins Bett.
- Ich möchte auf dem Stuhl sitzen.
- Ich liege nicht bequem.
- Ich sitze nicht gut.
- Ich brauche Ruhe.
- Ich möchte schlafen.
- Ich kann nicht schlafen.
- Ich friere.
- Mir ist warm.
- Bitte öffnen Sie das Fenster.
- Bitte schließen Sie das Fenster.
- Ich habe Angst vor der Operation/der Nacht.
- Bitte rufen Sie meine Frau/meinen Mann.
- Wie viel Uhr ist es?
- Welchen Tag haben wir heute?
- Wann darf ich nach Hause?
- Wann kommt der Arzt?

Hasta için:
- Karným aç.
- Susadým.
- Tuvalete gitmem gerek.
- Su dökmem gerek.
- Büyük aptesim geldi.
- Aðrým var
  - yanýyor gibi aðrýlar
  - batýyor gibi aðrýlar
  - aðýr sancýlar
  - çok aðrým var
  - hafif aðrým var.
- Yýkanmak istiyorum.
- Kalkmak istiyorum.
- Yataðýma yatmak istiyorum.
- Sandalyeye oturmak istiyorum.
- Rahat yatamýyorum.
- Rahat oturamýyorum.
- Sessizliðe ihtiyacým var.
- Uyumak istiyorum.
- Uyuyamýyorum.
- Üþüyorum.
- Burasý bana sýcak geliyor.
- Lütfen pencereyi açýn.
- Lütfen pencereyi kapatýn.
- Ameliyattan/Geceden korkuyorum.
- Lütfen eþimi telefonla arayýnýz.
- Saat kaç?
- Bugün günlerden ne?
- Ne zaman eve gidebilirim?
- Doktor ne zaman gelecek?

Für die Krankenschwester:
- Guten Tag.
- Morgens/mittags/abends
- Wie geht es Ihnen?
- Das sind Ihre Medikamente.
- Bitte nehmen Sie die Medikamente mit Wasser ein.
- Bitte klingeln Sie.
- Bitte trinken Sie.
- Bitte essen Sie.
- Liegen Sie gut?

Hemþire için:
- Ýyi günler.
- Sabah/Öðle/Akþam.
- Nasýlsýnýz?
- Ýlaçlarýnýz iþte bunlar.
- Ýlaçarýnýzý lütfen suyla için.

- Lütfen zile basýn.
- Lütfen için.
- Lütfen yeyin.
- Rahat yatabiliyor musunuz?

Deutsch – Türkisch

Übersetzungstafel Deutsch – Russisch

Für den Patienten:

- Ich habe Hunger.
- Ich habe Durst.
- Ich muss zur Toilette.
- Ich muss Wasser lassen.
- Ich muss Stuhlgang.
- Ich habe Schmerzen
  - brennende Schmerzen
  - stechende Schmerzen
  - kolikartige Schmerzen
  - sehr starke Schmerzen
  - schwache Schmerzen.
- Ich möchte mich waschen.
- Ich möchte aufstehen.
- Ich möchte ins Bett.
- Ich möchte auf dem Stuhl sitzen.
- Ich liege nicht bequem.
- Ich sitze nicht gut.
- Ich brauche Ruhe.
- Ich möchte schlafen.
- Ich kann nicht schlafen.
- Ich friere.
- Mir ist warm.
- Bitte öffnen Sie das Fenster.
- Bitte schließen Sie das Fenster.
- Ich habe Angst vor der Operation/ der Nacht.
- Bitte rufen Sie meine Frau/ meinen Mann.
- Wie viel Uhr ist es?
- Welchen Tag haben wir heute?
- Wann darf ich nach Hause?
- Wann kommt der Arzt?

Für die Krankenschwester:

- Guten Tag.
- Morgens/mittags/abends
- Wie geht es Ihnen?
- Das sind Ihre Medikamente.
- Bitte nehmen Sie die Medikamente mit Wasser ein.
- Bitte klingeln Sie.
- Bitte trinken Sie.
- Bitte essen Sie.
- Liegen Sie gut?

Для пациентов:

- Я хочу есть
- Я хочу пить
- Я хочу в туалет
- Я хочу по-маленькому
- Я хочу по-большому
- У меня боли
  - жгучие боли
  - колющие боли
  - коликообразные боли
  - очень сильные боли
  - слабые боли
- Я хочу помыться / умыться
- Я хочу встать
- Я хочу лечь в постель
- Я хочу сесть на стул
- Мне неудобно лежать
- Мне неудобно сидеть
- Мне нужен покой
- Я хочу спать
- Я не могу спать
- Мне холодно
- Мне тепло (жарко)
- Пожалуйста, откройте окно
- Пожалуйста, закройте окно
- Я боюсь операции / мне страшно ночью
- Пожалуйста, позовите мою жену / моего мужа
- Который час?
- Какой сегодня день?
- Когда меня выпишут?
- Когда придет врач?

Для медсестры:

- Добрый день
- Утром / в обед / вечером
- Как Ваше самочувствие?
- Это Ваши медикаменты
- Пожалуйста, запивайте лекарство водой.
- Пожалуйста, звоните
- Пожалуйста, пейте
- Пожалуйста, ешьте
- Вам удобно лежать?

Deutsch – Russisch

6.3 Anamnesebogen in verschiedenen Sprachen

Pflegeanamnesebogen zur Einschätzung der Bedürfnisse ausländischer Patienten

Persönliche Daten

Name, Vorname:

Geschlecht:

Geburtsdatum:

Aufenthalt in Deutschland seit:

Familienstand:

Kinder:

Angehörige:

Familie beteiligt sich an der Pflege: ☐ ja ☐ nein

Wichtige Bezugspersonen:

Kulturelle Gemeinschaften (z.B. Kirchengemeinde, kultureller Verein etc.):

☐ ja welche:
☐ nein

Beruf (Bildungsstand):

Wohnverhältnisse:

Kommunikation

Kommunikationsstörungen aufgrund von:

Beeinträchtigung des Hörens: ☐ ja ☐ nein Hörgerät: ☐ ja ☐ nein

Beeinträchtigung des Sehens: ☐ ja ☐ nein Brille/Kontaktlinsen: ☐ ja ☐ nein

Beeinträchtigung des Sprechens: ☐ ja ☐ nein Aphasie: ☐ ja ☐ nein

Lispeln: ☐ ja ☐ nein

Deutsch

Muttersprache: Dialekt:

Deutschkenntnisse:

Sprechen:
☐ sehr gut ☐ gut ☐ befriedigend
☐ ausreichend ☐ kaum ☐ keine

Hören:
☐ sehr gut ☐ gut ☐ befriedigend
☐ ausreichend ☐ kaum ☐ keine

Schreiben:
☐ sehr gut ☐ gut ☐ befriedigend
☐ ausreichend ☐ kaum ☐ keine

Sonstige Sprachkenntnisse:

☐ Englisch ☐ Französisch ☐ Italienisch
☐ Spanisch ☐ Türkisch ☐ Sonstige:

Kommunikationsmethode:

Sprechtempo: ☐ langsam ☐ schnell ☐ normal ☐ Sonstiges:

Sprechpausen: ☐ ja ☐ nein

Augen-/Blickkontakt:
☐ sehr wichtig ☐ wichtig ☐ förderlich
☐ eher unwichtig ☐ unwichtig ☐ behindernd

Körperkontakt:
☐ sehr wichtig ☐ wichtig ☐ förderlich
☐ eher unwichtig ☐ unwichtig ☐ behindernd

Sprachbarrieren (Regeln und Stil des Kommunikationsprozesses):

klare Hierarchien (achtungserweisend) ☐ ja ☐ nein ☐ keine Besonderheiten
Sonstiges:

Dolmetscher:

☐ Berufsdolmetscher: ☐ Angehörige/Bekannte:
Name, Tel.: Name, Tel.:
Verwandtschaftsverhältnis:

Deutsch

☐   klinikinterner Dolmetscher:
    Name, Station, Tel.:

☐   Sonstige:

Nonverbale Kommunikationshilfsmittel:

    Übersetzungstafel in _____ Sprache
    Piktogramme: ☐ ja   ☐ nein
    Sonstiges:

Kulturelle Faktoren

Geburtsort: Land:

Wohnortwechsel: ☐ ja   ☐ nein   Wohnorte:

Religion:

Bedeutung der kulturellen Werte:
    ☐ wichtig   ☐ teilweise wichtig   ☐ unwichtig

Gesundheitsverständnis (z. B. Krankheit ist Strafe, kranke Menschen brauchen Mitleid o. ä.):

Personen (Rollen), die den Genesungsprozess beeinflussen:

Kulturelle Besonderheiten in Bezug auf Ernährung:
    Zubereitung: Verzehr:
    bevorzugte Nahrungsmittel: verbotene Nahrungsmittel:

Kulturelle Besonderheiten in Bezug auf Geschlecht und Rolle:

Kulturelle Besonderheiten in Bezug auf Körperpflege und Kleidung:

Kulturelle Besonderheiten in Bezug auf Sterben und Tod:

Deutsch

Sonstige kulturelle Besonderheiten:

Kulturspezifische Bedeutung der Fürsorge und Handlungsweisen:

Biologische Faktoren

Vitalzeichen: RR: Puls: Temp.:

Größe: Gewicht:

Atmung: ☐ regelmäßig   Frequenz:
           ☐ Störungen (Atmungstyp):
           ☐ Atemgeräusche:
                ☐ rasselnd   ☐ brodelnd
                ☐ inspiratorischer Stridor   ☐ exspiratorischer Stridor

Sputum: ☐ nein
           ☐ ja Menge: Farbe: Konsistenz:

Ausscheidungen:
   Urin: ☐ normal   ☐ inkontinent
            ☐ Veränderungen (Menge, Farbe, Geruch, Konsistenz, Beimengungen):

   Stuhlgang: ☐ normal   ☐ inkontinent
            ☐ Veränderungen (Menge, Farbe, Geruch, Konsistenz, Beimengungen):

   Sonstige Ausscheidungen (Erbrochenes, Fluor vaginalis etc.):

   Aussehen (Menge, Farbe, Geruch, Konsistenz, Beimengungen):

Mobilität:
   ☐ bettlägerig   ☐ mit Hilfe gehfähig   ☐ selbständig
   Hilfsmittel:

Hautfarbe: Farbe der Schleimhäute:

Gesichtsform/Augenform:

Beschaffenheit der Haut:

    ☐ normal   ☐ trocken   ☐ fettig

    ☐ gepflegt   ☐ ungepflegt

Hautveränderungen (Dekubitis, offene Stellen, Ausschlag o. ä.):
    Größe/Form/Aussehen

Spezielle Krankheiten dieser ethnischen Gruppe (z. B. Sichelzellenanämie bei negroiden Gruppen):

Psychologische Faktoren

Bewusstseinszustand:

    ☐ orientiert (zeitlich/örtlich/zur Person)

    ☐ ansprechbar   ☐ schlafend   ☐ somnolent

    ☐ bewusstlos   ☐ komatös

Identifikation mit einer bestimmten ethnischen Gruppe:

    ☐ ja   welche:

    ☐ nein

Gefühl von Fremdheit: ☐ ja   ☐ nein

Verhaltensweisen/Reaktionen des Patienten:

    ☐ vertraulich   ☐ ängstlich

    ☐ zurückhaltend/schüchtern   ☐ offen/frei

    ☐ aufgeregt   ☐ wirkt gestresst

    ☐ Sonstiges

Schmerzempfindung/Schmerzäußerung:

    ☐ ausgeprägt   ☐ unauffällig

Durchführung bzw. Beachtung der Religion, kultureller Werte (Gebetszeiten, Rabbi, Priester o. ä. erwünscht):

    ☐ wichtig   ☐ unwichtig

Religiöse Symbole sind von Bedeutung:

    ☐ ja   welche:

    ☐ nein

Deutsch

Informationsbedarf:

☐ hoch ☐ angemessen ☐ niedrig

Lernfähigkeit:

☐ hoch ☐ angemessen ☐ niedrig

Weitere pflegerische Aspekte:

_____

_____

_____

Deutsch

Pflegeanamnesebogen in englischer Sprache

Personal Details

Surname, first name:

Sex:

Date of birth:

In Germany since:

Marital status:

Children:

Relatives:

Family is participating in care: ☐   yes   ☐ no

Important reference people:

Cultural community (e.g. church, cultural group, etc.):

   ☐ yes   Which:
   ☐ no

Occupation (education):

Living conditions:

Communication

Disrupted communication due to:

Impaired hearing:	☐ yes ☐ no	Hearing aid:	☐ yes ☐ no
Impaired sight:	☐ yes ☐ no	Glasses/Contact lenses:	☐ yes ☐ no
Impaired speech:	☐ yes ☐ no	Aphasia:	☐ yes ☐ no
		Lisping:	☐ yes ☐ no

Englisch

Englisch

Mother tongue: Dialect:

Knowledge of German:

    Speaking: ☐ very good   ☐ good   ☐ satisfactory
                         ☐ adequate   ☐ hardly   ☐ none

    Hearing: ☐ very good   ☐ good   ☐ satisfactory
                         ☐ adequate   ☐ hardly   ☐ none

    Writing: ☐ very good   ☐ good   ☐ satisfactory
                         ☐ adequate   ☐ hardly   ☐ none

Other languages:

    ☐ English   ☐ French   ☐ Italian
    ☐ Spanish   ☐ Turkish   ☐ Other:

Method of communication:

    Speaking speed: ☐ slow   ☐ fast   ☐ normal   ☐ other:

    Pauses while speaking: ☐ yes   ☐ no

    Eye/visual contact: ☐ very important   ☐ important   ☐ beneficial
                               ☐ less important   ☐ unimportant ☐ hindrance

    Physical contact: ☐ very important   ☐ important   ☐ beneficial
                               ☐ less important   ☐ unimportant ☐ hindrance

Language barriers (rules and style of communication process):

    Clear hierarchies (respectful)   ☐ yes   ☐ no   ☐ nothing unusual
    Miscellaneous:

Interpreter:

    ☐ Professional Interpreter: ☐ Relatives/Friends:
       Name, Tel.:   Name, Tel.:
                                               Degree of relationship:

☐ Clinic's interpreter:
   Name, Ward, Tel.:

☐ Miscellaneous:

Non-verbal communication facilities:

   Translated panels in _____ (language)
   Pictographs: ☐ yes   ☐ no
   Miscellaneous:

Cultural Factors

Place of birth: Country:

Chance of residence: ☐ yes   ☐ no   Places of residence:

Religion:

Importance of cultural values:
   ☐ important   ☐ partly important   ☐ unimportant

Understanding of health (e.g. sickness is a punishment, sick people require compassion, etc.):

People (roles) that influence the convalescence:

Cultural peculiarities regarding food:
   Preparation: Consumption:
   Preferred foods: Prohibited foods:

Cultural peculiarities regarding sex and role:

Cultural peculiarities regarding personal hygiene and clothes:

Cultural peculiarities regarding dying and death:

Englisch

Other cultural peculiarities:

Biological Factors

Vital signs: BP: Pulse: Temperature:

Height: Weight:

Breathing: ☐ regular   Frequency:
              ☐ disturbed (breathing type):
              ☐ breathing sounds:
                    ☐ rale   ☐ seething
                    ☐ inspiratory stridor   ☐ exspiratory stridor

Sputum: ☐ no
              ☐ yes   Volume: Colour: Consistency:

Excretions:
  Urine: ☐ normal   ☐ incontinent
              ☐ changes (volume, colour, smell, consistency, inclusions):

  Stool: ☐ normal   ☐ incontinent
              ☐ changes (volume, colour, smell, consistency, inclusions):

Other excretions (vomit, fluor vaginalis, etc.):

Appearance (volume, colour, smell, consistency, inclusions):

Mobility:
   ☐ bedridden   ☐ can walk with help   ☐ independent
   Auxiliary devices:

Skin colour: Colour of the mucous membranes:

Shape of face/eyes:

Skin condition:

 ☐ normal   ☐ dry   ☐ greasy

 ☐ well cared for   ☐ neglected

Skin changes (decubitus, open sores, rash, etc.):

 Size/shape/appearance:

Special diseases peculiar to this ethnic group (e.g. sickle-cell anemia with Negroid groups):

Psychological Factors

State of consciousness:

 ☐ orientated (to time/location/person)

 ☐ responsive   ☐ asleep   ☐ somnolent

 ☐ unconscious   ☐ comatose

Identification with a certain ethnic group:

 ☐ yes   Which:

 ☐ no

Feeling of alienation: ☐ yes   ☐ no

Behaviour/reaction of the patient:

 ☐ friendly   ☐ afraid

 ☐ restrained/shy   ☐ open/free

 ☐ excited   ☐ appears stressed

 ☐ other:

Sensitive to pain/expression of pain:

 ☐ distinct   ☐ subdued

Conducting/observing religious/cultural values (praying time, rabbi, priest, or similar required):

 ☐ important   ☐ unimportant

Religious symbols are important:

 ☐ yes   Which:

 ☐ no

Englisch

Information requirements:
　　☐　high　　　　　☐　moderate　　　☐　low

Ability to learn:
　　☐　high　　　　　☐　moderate　　　☐　low

Other nursing aspects:

_____

_____

_____

Englisch

Pflegeanamnesebogen in französischer Sprache

Coordonnées personnelles

Nom, prénom:

Sexe:

Date de naissance:

Séjour en Allemagne depuis:

Situation de famille:

Enfants:

Parents:

La famille participe aux soins: ☐ oui ☐ non

Personnes de référence importantes:

Communautés culturelles (par ex. paroisse, association culturelle etc.):

☐ oui ☐ lesquelles:
☐ non

Profession (niveau de formation):

Conditions de logement:

Communication

Troubles de la communication en raison de:

mauvaise audition:	☐ oui ☐ non	appareil auditif:	☐ oui ☐ non
mauvaise vue:	☐ oui ☐ non	lunettes/lentilles:	☐ oui ☐ non
mauvaise élocution:	☐ oui ☐ non	aphasie:	☐ oui ☐ non
		zézayer:	☐ oui ☐ non

Französisch

Langue maternelle: Dialecte/(patois):

Connaissances de l'allemand:

    Parler: ☐ très bien   ☐ bien   ☐ satisfaisant
                  ☐ passable   ☐ à peine   ☐ pas du tout

    Comprendre: ☐ très bien   ☐ bien   ☐ satisfaisant
                  ☐ passable   ☐ à peine   ☐ pas du tout

    Ecrire: ☐ très bien   ☐ bien   ☐ satisfaisant
                  ☐ passable   ☐ à peine   ☐ pas du tout

Connaissances d'autres langues:

    ☐ anglais   ☐ français   ☐ italien
    ☐ espagnol   ☐ turc   ☐ autres:

Méthode de communication:

    Vitesse d'élocution: ☐ lente   ☐ rapide   ☐ normale   ☐ autre:

    Pauses pendant la conversation: ☐ oui   ☐ non

    Contact visuel: ☐ très important   ☐ important   ☐ utile
                  ☐ plutôt insignifiant   ☐ insignifiant   ☐ gênant

    Contact physique: ☐ très important   ☐ important   ☐ utile
                  ☐ plutôt insignifiant   ☐ insignifiant   ☐ gênant

Barrières linguistiques (règles et style du processus de communication):

    hiérarchie bien marquée (respectueux) ☐ oui   ☐ non   ☐ rien de particulier
    Autres:

Interprète:

    ☐ interprète professionnel: ☐ parents/connaissances:
       nom, tél.:   nom, tél.:
                              rapport de parenté:

Französisch

☐   interprète interne à la clinique:
nom, service, tél.:

☐   Autres:

Moyens auxiliaires de communication non verbale:

Tableau de traduction en langue _____
Pictogrammes: ☐   oui   ☐   non
Autres:

Facteurs culturels

Lieu de naissance: pays:

Changement de domicile: ☐   oui   ☐   non   domiciles:

Religion:

Importances des valeurs culturelles:
☐   important   ☐   important en partie   ☐   sans importance

Conception de santé (par ex. la maladie est une punition, les gens malades ont besoin de pitié ou semblable):

Les personnes (rôles) qui ont une influence sur le processus de guérison:

Particularités culturelles se rapportant à la nourriture:
Préparation: Consommation:
Aliments préférés: Aliments interdits:

Particularités culturelles se rapportant au sexe et au rôle:

Particularités culturelles se rapportant aux soins corporels et vêtements:

Particularités culturelles relatives à mourir et à la mort:

Französisch

Französisch

Autres particularités culturelles:

Facteurs biologiques

Signes vitaux: RR: Pouls: Temp.:

                      Taille: Poids:

Respiration: ☐ régulière   Fréquence:
                      ☐ troubles (type de respiration):
                      ☐ bruits respiratoires:
                              ☐ râlant   ☐ agités
                              ☐ stridor inspiratoire   ☐ stridor expiratoire

    Crachats: ☐ non
                      ☐ oui   quantité: couleur: consistance:

Excrétions:
    Urine: ☐ normal   ☐ incontinent
                      ☐ altérations (quantité, couleur, odeur, consistance, additions):

    Selles: ☐ normal   ☐ incontinent
                      ☐ altérations (quantité, couleur, odeur, consistance, additions):

    Autres excrétions (vomissures, fleurs blanches etc.):

    Aspect (quantité, couleur, odeur, consistance, additions):

Mobilité:
    ☐ grabataire   ☐ peut marcher avec de l'aide   ☐ autonome
    Aides:

Couleur de la peau: Couleur des muqueuses:

Forme du visage/des yeux:

Nature de la peau:

☐ normale   ☐ sèche   ☐ grasse

☐ soignée   ☐ négligée

Altérations de la peau (décubitus, endroits ouverts, éruption ou semblables):

dimension/forme/aspect:

Maladies particulières à ce groupe ethnique (par ex. anémie drépanocytique des groupes négroïdes):

Facteurs psychologiques

Etat de conscience:

☐ orienté (dans le temps, sur les lieux/à sa personne)

☐ accessible   ☐ endormi   ☐ somnolent

☐ inconscient   ☐ comateux

Identification à un certain groupe ethnique:

☐ oui   lequel:

☐ non

Sentiment d'être étranger: ☐ oui   ☐ non

Comportement/réactions du patient:

☐ confiant   ☐ angoissé

☐ réservé/timide   ☐ ouvert/libre

☐ excité   ☐ donne l'impression d'être stressé

☐ autres

Algésie/expression de la douleur:

☐ marquée   ☐ insignifiante

Les symboles religieux sont importants:

☐ oui   lesquels:

☐ non

Franzözisch

Nécessité d'information:

☐ élevée   ☐ raisonnable   ☐ faible

Faculté d'apprendre:

☐ élevée   ☐ raisonnable   ☐ faible

Autres aspects des soins:

_____

_____

_____

Französisch

Pflegeanamnesebogen in italienischer Sprache

Dati personali

Cognome, nome:

Sesso:

Data di nascita:

Permanenza in Germania da:

Stato di famiglia:

Figli:

Parenti:

La famiglia partecipa all'assistenza: ☐ si   ☐ no

Importanti persone di riferimento:

Comunità culturali (p. es. parrocchia, associazione culturale etc.):

☐ si   quale:
☐ no

Professione (formazione):

Condizioni abitative:

Comunicazione

Problemi di comunicazione a causa di:

Problemi con l'udito:	☐ si ☐ no	Apparecchio acustico:	☐ si ☐ no
Problemi con la vista:	☐ si ☐ no	Occhiali/lenti a contatto:	☐ si ☐ no
Problemi con la parola:	☐ si ☐ no	Afasia:	☐ si ☐ no
		Sigmatismo:	☐ si ☐ no

Italienisch

Italienisch

Madrelingua: Dialetto:

Conoscenza della lingua tedesca:

    Parlare: ☐ molto bene   ☐ bene   ☐ discretamente
                       ☐ sufficientemente ☐ a mala pena   ☐ per niente

    Capire: ☐ molto bene   ☐ bene   ☐ discretamente
                       ☐ sufficientemente ☐ a mala pena   ☐ per niente

    Scrivere: ☐ molto bene   ☐ bene   ☐ discretamente
                       ☐ sufficientemente ☐ a mala pena   ☐ per niente

Altre conoscenze linguistiche:

    ☐ Inglese   ☐ Francese   ☐ Italiano
    ☐ Spagnolo   ☐ Turco   ☐ Altre:

Metodi di comunicazione:

    Modo di parlare: ☐ lento   ☐ veloce   ☐ normale   ☐ altri:

    Fa pause quando parla: ☐ si   ☐ no

    Contatto con gli occhi/ ☐ molto importante   ☐ importante   ☐ aiuta
    sguardo: ☐ non molto importante ☐ non importante ☐ ostacola

    Contatto con il corpo: ☐ molto importante   ☐ importante   ☐ aiuta
                          ☐ non molto importante ☐ non importante ☐ ostacola

Barriere linguistiche (Regole e stile del processo di comunicazione):

    Gerarchie chiare (mostrante rispetto) ☐ si   ☐ no   ☐ nessuna particolarità
    Altri:

Interprete:

    ☐ Interprete professionale: ☐ Parenti/conoscenti:
       Nome, tel.:   Nome, tel.:
                                Rapporto di parentela:

☐   Interprete della clinica:
Nome, reparto, tel.:

☐   Altri:

Mezzi ausiliari di comunicazione non verbale:

Pannello di traduzione in lingua _____
Pittogrammi: ☐   si   ☐   no
Altri:

Fattori culturali

Luogo di nascita: Paese:

Cambio di residenza: ☐   si   ☐   no   Residenze:

Religione:

Significati dei valori culturali:
☐   importante   ☐   importante in parte   ☐   non importante

Interpretazione dello stato di salute (p. es. la malattia è punizione, le persone malate hanno bisogno di compassione o simili):

Persone (ruoli) che influiscono sul processo di guarigione:

Particolarità culturali per quanto riguarda l'alimentazione:
Preparazione: Consumo:
Alimenti preferiti: Alimenti proibiti:

Particolarità culturali per quanto riguarda il sesso e il ruolo:

Particolarità culturali per quanto riguarda la cura del corpo e l'abbigliamento:

Particolarità culturali per quanto riguarda il morire e la morte:

Italienisch

Altre particolarità culturali:

Fattori biologici

Segni vitali: RR: Polso: Temp.:

Altezza: Peso:

Respirazione: ☐ regolare   frequenza:
                 ☐ disturbi (tipo di respirazione):
                 ☐ rumori del respiro:
                     ☐ raschiante   ☐ gorgogliante
                     ☐ stridore inspiratorio ☐ stridore espiratorio

Sputum: ☐ no
           ☐ si   quantità: colore: consistenza:

Secrezioni:
  Urina: ☐ normale   ☐ incontinente
            ☐ anomalie (quantità, colore, odore, consistenza, presenza di altre sostanze):

  Feci: ☐ normale   ☐ incontinente
            ☐ anomalie (quantità, colore, odore, consistenza, presenza di altre sostanze):

Altre secrezioni (vomito, fluora vaginale etc.):

Aspetto (quantità, colore, odore, consistenza, presenza di altre sostanze):

Mobilità:
    ☐ costretto a letto   ☐ in grado di camminare con aiuto   ☐ autosufficiente
    Mezzi di aiuto:

Colore della pelle: Colore delle mucose:

Forma del viso/degli occhi:

Condizioni della pelle:

☐ normale   ☐ secca   ☐ grassa

☐ curata   ☐ non curata

Anomalie della pelle (decubitus, piaghe, eruzione cutanea o simili):

Grandezza/forma/aspetto:

Malattie particolari di questo gruppo etnico (drepanocitosi nei gruppi negroidi):

Fattori psicologici

Stato di coscienza:

☐ orientato (al tempo/al luogo/alle pesone)

☐ risponde   ☐ dorme   ☐ è sonnolente

☐ privo di sensi   ☐ in stato comatoso

Identificazione con un determinato gruppo etnico:

☐ si   quale:

☐ no

Senso di estraneità: ☐ si   ☐ no

Comportamenti/reazioni del paziente:

☐ fiducioso   ☐ impaurito

☐ riservato/timido   ☐ espansivo/franco

☐ agitato   ☐ sembra stressato

☐ altri

Sensazione di dolore/manifestazione del dolore:

☐ marcato   ☐ non appariscente

Pratica nonché osservanza della religione, dei valori culturali (orari di preghiera, desiderato un rabbino, prete o simili):

☐ importante   ☐ non importante

Sono importanti simboli religiosi:

☐ si   quali:

☐ no

Italienisch

Necessità di informazione:

☐ molta   ☐ adeguata   ☐ scarsa

Capacità di apprendimento:

☐ molta   ☐ adeguata   ☐ scarsa

Altri aspetti assistenziali:

_____

_____

_____

Italienisch

Pflegeanamnesebogen in spanischer Sprache

Datos personales

Nombre, apellido:

Sexo:

Fecho de nacimiento:

Residente en Alemania desde:

Estado civil:

Hijos:

Familiares:

La familia también lo cuidará: ☐ sí   ☐ no

Otras personas importantes:

Comunidades culturales (por ejemplo iglesia, club cultural, etc.):

   ☐ sí   cuáles:
   ☐ no

Profesión (nivel educativo):

Situación habitacional:

Comunicación

Perturbaciones de la comunicación debido a:

Disminución de la capacidad auditiva: ☐ sí ☐ no audífono: ☐ sí ☐ no

Disminución de la capacidad visual: ☐ sí ☐ no gafas/lentes contacto: ☐ sí ☐ no

Disminución del habla: ☐ sí ☐ no afasia: ☐ sí ☐ no
                                                                              ceceo: ☐ sí ☐ no

Spanisch

Idioma materno:　　　　　　　　　　Dialecto:

Conocimientos de alemán:

Hablado:　　　　　☐ muy bueno　　☐ bueno　　☐ satisfactorio
　　　　　　　　　☐ suficiente　　☐ deficiente　☐ ninguno

Comprensión auditiva:　☐ muy bueno　　☐ bueno　　☐ satisfactorio
　　　　　　　　　☐ suficiente　　☐ deficiente　☐ ninguno

Escrito:　　　　　☐ muy bueno　　☐ bueno　　☐ satisfactorio
　　　　　　　　　☐ suficiente　　☐ deficiente　☐ ninguno

Conocimientos de otros idiomas:

☐ inglés　　　　☐ francés　　　☐ italiano
☐ español　　　☐ turco　　　　☐ otros:

Método de comunicación:

Velocidad del habla:　☐ lento　　☐ rápido　　☐ normal　　☐ otros:

Pausas en el habla:　☐ sí　　　☐ no

Contacto ocular:　☐ muy importante　　☐ importante　　☐ provechoso
　　　　　　　☐ no muy importante　☐ no importante　☐ molestoso

Contacto corporal:　☐ muy importante　　☐ importante　　☐ provechoso
　　　　　　　☐ no muy importante　☐ no importante　☐ molestoso

Barreras idiomáticas (reglas y estilo del proceso comunicativo):

Jerarquías claras (muestra respeto)　☐ sí　☐ no　☐ ninguna particularidad
Otros:

Intérprete:

☐ Intérprete profesional:　　　　　☐ Familiar/conocido:
　　Nombre, tfno.:　　　　　　　　　Nombre, tfno.:
　　　　　　　　　　　　　　　　　　Parentesco:

Spanisch

☐ Intérprete de la clínica:
   Nombre, estación, tfno.:

☐ Otros:

Medios auxiliares para la comunicación no verbal:

Tabla de traducción al idioma _____
Pictogramas: ☐ sí   ☐ no
Otros:

Factores culturales

Lugar de nacimiento: País:

Cambio de domicilio: ☐ sí   ☐ no   Domicilios:

Religión:

Importancia de los valores culturales:
   ☐ importante   ☐ en parte importante   ☐ no importante

Comprensión de la enfermedad (por ejemplo la enfermedad es un castigo divino, los enfermos necesitan compasión, otras opiniones similares):

Personas (roles) que influyen en el proceso de recuperación:

Particularidades culturales en relación a la alimentación:
   Preparación: Consumo:
   Alimentos preferidos: Alimentos prohibidos:

Particularidades culturales en relación al sexo y al rol:

Particularidades culturales en relación a la limpieza del cuerpo y vestimenta:

Particularidades culturales en relación a morir y a la muerte:

Spanisch

Otras particularidades culturales:

Factores biológicos

Señas vitales: RR: Pulso: Temperatura:

                  Tamaño: Peso:

Respiración: ☐ regular Frecuencia:
                ☐ perturbaciones (tipo de respiración):
                ☐ sonidos al respirar:
                        ☐ como matraca   ☐ burbujeante
                        ☐ silbido al inspirar   ☐ silbido al expirar

Saliva: ☐ no
                ☐ sí   cantidad: color: consistencia:

Secreciones:
Urina: ☐ normal   ☐ incontinente
                ☐ cambios (cantidad, color, olor, consistencia, mezclas):

Defecación: ☐ normal   ☐ incontinente
                ☐ cambios (cantidad, color, olor, consistencia, mezclas):

Otras secreciones (vómitos, fluor vaginalis, etc.):

Aspecto (cantidad, color, olor, consistencia, mezclas):

Movilidad:
        ☐ debe guardar cama   ☐ puede caminar con ayuda   ☐ se mueve solo
        Medios auxiliares:

Color de piel: Color de las mucosas:

Forma de la cara/forma de los ojos:

Aspecto de la piel:

☐ normal ☐ seca ☐ grasosa

☐ cuidada ☐ descuidada

Cambios de la piel (decúbito, zonas abiertas, exantemas u otros similares):

tamaño/forma/aspecto:

Enfermedades especiales de ese grupo étnico (por ejemplo anemias celulares de grupos negroides):

Factores psíquicos

Estado de la conciencia:

☐ se orienta (en el tiempo/lugar/a una persona)

☐ se puede hablar con el paciente ☐ adormilado ☐ somnoliente

☐ inconsciente ☐ en coma

Identificación con un determinado grupo étnico:

☐ sí cuál:

☐ no

Sensación de ser forastero: ☐ sí ☐ no

Modos de comportamiento/reacciones del paciente:

☐ confiado ☐ temeroso

☐ reservado/tímido ☐ franco/libre

☐ exaltado ☐ parece estreseado

☐ otros

Percepción de dolores/cómo los expresa:

☐ fuerte ☐ discreta

Práctica y observación de la religión, valores culturales (desea tiempo para orar, rabino, sacerdote u otros):

☐ importante ☐ no importante

Los símbolos religiosos son importantes:

☐ sí cuáles:

☐ no

Spanisch

Necesidad de informaciones:

☐ alta   ☐ normal   ☐ baja

Capacidad de aprendizaje:

☐ alta   ☐ normal   ☐ baja

Otros aspectos relacionados con el cuidado del paciente:

_____

_____

_____

Spanisch

Pflegeanamnesebogen in türkischer Sprache

þahsi Bilgiler

Soyadý ve adý:

Cinsiyeti:

Doðum tarihi:

Ne zamandan beri Almanya'da:

Medeni hali:

Çocuklarý:

Yakýnlarý:

Aile bakýmýna iptirak ediyor mu?:   ☐ Evet   ☐ Hayýr

Baðlý olduðu þahýslar:

Kültürel dernekler (örneðlin kilise birliði, kültürel dernek vs. gibi):

☐ Evet   Hangileri:
☐ Hayýr

Mesleði (okul eðitim durumu):

Ýkamet durumu:

Ýletiþim

Aþaðýdaki nedenlerden anlaþma problemi mevcut:

Ýþitme zorluðu:	☐ Var ☐ Yok	Ýþitme aleti:	☐ Var ☐ Yok
Görme zorluðu:	☐ Var ☐ Yok	Gözlük/Kontak lensi:	☐ Var ☐ Yok
Konuþma zorluðu:	☐ Var ☐ Yok	Afazi:	☐ Var ☐ Yok
		Peltekleme:	☐ Var ☐ Yok

Türkisch

Ana dili: Þivesi:

Almanca bilgisi:

Konuþmasý: ☐ Çok iyi   ☐ Ýyi   ☐ Orta derecede
                  ☐ Yeterli   ☐ Çok az   ☐ Yok

Anlamasý: ☐ Çok iyi   ☐ Ýyi   ☐ Orta derecede
                  ☐ Yeterli   ☐ Çok az   ☐ Yok

Yazmasý: ☐ Çok iyi   ☐ Ýyi   ☐ Orta derecede
                  ☐ Yeterli   ☐ Çok az   ☐ Yok

Baþka dil biliyor musunuz?:

☐ Ýngilizce   ☐ Fransýzca   ☐ Ýtalyanca
☐ Ýspanyolca   ☐ Türkçe   ☐ Diðer:

Ýletiþim yöntemi:

Konuþma hýzý: ☐ Yavaþ   ☐ Hýzlý   ☐ Normal   ☐ Diðer:

Duraklamalý mý konuþuyor?:   ☐ Evet   ☐ Hayýr

Göz/Bakýþ temasý: ☐ Çok önemli   ☐ Önemli   ☐ Ýyi olur
                      ☐ Önemsiz sayýlýr   ☐ Önemli deðil   ☐ zararlý geliyor

Vücut temasý: ☐ Çok önemli   ☐ Önemli   ☐ Ýyi olur
                      ☐ Önemsiz sayýlýr   ☐ Önemli deðil   ☐ zararlý geliyor

Dil engeli (iletiþim sürecinin kurallarý ve stili):

Net hiyerarþili (saygý gösteren bir tip mi):   ☐ Evet   ☐ Hayýr   ☐ Özellik yok
Diðerleri:

Tercüman:

☐ Profesyonel tercüman: ☐ Yakýnlarý/Ahbaplarý:
  Adý/Telefon no'su: Adý/Telefon no'su:

☐ Hastaneden tercüman:

    Adý/servis/Telefon no'su:

☐ Diðer:

Konuþmadan iletiþim imkanlarý:

_____ dilinde tercüme tablosu:

Piktogramlar: ☐ Evet   ☐ Hayýr

Diðerleri:

Kültürel Unsurlar

Doðum yer Ý: Ülkesi:

Ýkamet adresi deðiþikliði: ☐ Evet   ☐ Hayýr   Ý kamet ettiði yerler:

Dini:

Kültürel deðerlerin anlamý:

  ☐ Önemli   ☐ Kýsmen önemli   ☐ Önemsiz

Saðlýk konusunda anlayýþ (örneðin 'hastalýk bir cezadýr, hasta insanlara acýmak gerek' vs. gibi):

Þiva bulma sürecini etkileyecek olan þahýslar (roller):

Yemek konusunda kültürel özellikler:

  Hazýrlanmasý: Yemesi:

  Tercih ettiði gýda maddeleri: Yasak olan gýda maddeleri:

Cinsiyet ve rolü konusunda kültürel özellikleri:

Vücut bakýmý ve giyim konusunda kültürel özellikleri:

Ölme ve ölüm hakkýnda kültürel özellikleri:

Türkisch

Türkisch

Diðer kültürel özellikleri:

Biyolojik Unsurlar

Yaþam bulgularý:　Tansiyon:　　　　Nabýz:　　　Ateþ.:

　　　　　　　　　Boyu:　　　　　　Kilosu:

Solunumu:　　　☐ Düzenli　　　Frekansý:
　　　　　　　☐ Arýzasý (solunum tipi):
　　　　　　　☐ Solunum sesleri:
　　　　　　　　　☐ Düdük sesi　　　　☐ Fokur fokur ses
　　　　　　　　　☐ Ýnspiratör stridor　☐ Ekspiratör stridor

　Balgam:　　　☐ Hayýr
　　　　　　　☐ Evet　　Miktarý:　　Rengi:　　Kalýnlýðý:

Ýdrar/Dýpký:
　Ýdrarý:　　　☐ Normal　　　☐ idrar kaçýrýyor
　　　　　　　☐ Deðiþiklik var (miktarý, rengi, kokusu, kalýnlýðý, karýþýk maddeler):

　Dýþkýsý:　　　☐ Normal　　　☐ idrar kaçýrýyor
　　　　　　　☐ Deðiþiklik var (miktarý, rengi, kokusu, kalýnlýðý, karýþýk maddeler):

　Vücuttan çýkan diðer maddeler (istifrað, vajinal sývý vs. gibi):

　Görünüpü (miktarý, rengi, kokusu, kalýnlýðý, karýþýk maddeler):

Hareketliliði:
　☐ Yatalak　　　☐ Yardýmla yürüyebiliyor　☐ Kendi baþýna hareket edebiliyor
　Yardýmcý malzemeler:

Cilt rengi:　　　　　Mukoza rengi:

Yüz þekli/Göz þekli:

Cildinin durumu:

- [ ] normal
- [ ] Bakýmlý
- [ ] Kuru
- [ ] Bakýmsýz
- [ ] Yaðlý

Cilt deðiþikliði (dekubitus, açýk yaralý yerler, alerji vs. gibi):
Büyüklüðü/Þekli/Görünüþü:

Bu etnik grubun özel hastalýklarý (örneðin siyahi gruplarda drepanositoz hastalýðý gibi):

Psikolojik unsurlar

Bilinç durumu:

- [ ] Oryante (zaman/mahal/þahýs açýsýndan)
- [ ] Ýletiþim kurulabiliyor
- [ ] Bagygýn
- [ ] Uyuyor
- [ ] Komaya girmiþ
- [ ] Uykusuz halde

Belirli etnik gruplarý benimseme:

- [ ] Evet   Hangileri:
- [ ] Hayýr

Yabancýlýk hissi: [ ] Evet   [ ] Hayýr

Davranýþ türleri/Hastanýn reaksiyonlarý:

- [ ] Güvenerek yanaþýyor
- [ ] Çekingen/tutkun
- [ ] Heyecanlý
- [ ] Diðer
- [ ] Korkak
- [ ] Açýk/serbest
- [ ] Stresli bir görüntü veriyor

Aðrý hissi algýlama/Aðrý tarifi:

- [ ] Belirgin   [ ] Belirgin deðil

Dini ve kültürel deðerlerin tatbik edilmesi (dua saatleri, rabbi, din adamý vs. istiyor):

- [ ] Önemli   [ ] Önemli deðil

Dini semboller önemli:

- [ ] Evet   Hangileri:
- [ ] Hayýr

Türkisch

Bilgi alma ihtiyacý:

☐ Yüksek   ☐ Orta   ☐ Az

Öðrenme kabiliyeti:

☐ Yüksek   ☐ Orta   ☐ Az

Bakým açýsýndan diðer önemli unsurlar:

_____

_____

_____

Türkisch

Pflegeanamnesebogen in russischer Sprache

Личные данные

Фамилия, имя:

Пол:

Дата рождения:

Проживание в Германии с:

Семейное положение:

Дети:

Родственники:

Члены семьи ухаживают: ☐ да   ☐ нет

Близкие Вам люди:

Культурные связи: (напр. церковный приход, культурное общество и др.):

☐ да   какие:

☐ нет

Профессия (образование):

Жилищные условия:

Общение

Проблемы с общением из-за:

Ухудшения слуха:	☐ да ☐ нет	слуховой аппарат: ☐ да ☐ нет
Ухудшения зрения:	☐ да ☐ нет	очки / контактные линзы: ☐ да ☐ нет
Дефекта речи:	☐ да ☐ нет	афазия: ☐ да ☐ нет
		шепелявость: ☐ да ☐ нет

Родной язык: *Диалект:*

Знания немецкого языка:

говорю: ☐ очень хорошо   ☐ хорошо   ☐ удовлетворительно
                 ☐ достаточно   ☐ мало   ☐ вообще не говорю

понимаю: ☐ очень хорошо   ☐ хорошо   ☐ удовлетворительно
                 ☐ достаточно   ☐ мало   ☐ вообще не понимаю

пишу: ☐ очень хорошо   ☐ хорошо   ☐ удовлетворительно
                 ☐ достаточно   ☐ мало   ☐ вообще не пишу

Другие языки:

☐ английский   ☐ французский   ☐ итальянский
☐ испанский   ☐ турецкий   ☐ прочие

Методы общения:

Темп разговора: ☐ медленный ☐ быстрый   ☐ нормальный ☐ прочее

Паузы в разговоре: ☐ да   ☐ нет

Смотреть в глаза: ☐ очень важно   ☐ важно   ☐ способствует
                     ☐ не очень важно   ☐ маловажно   ☐ мешает

Телесный контакт: ☐ очень важен   ☐ важен   ☐ способствует
                     ☐ не очень важен   ☐ маловажен   ☐ мешает

Языковые барьеры (правила и стиль процесса общения):

отчетливая иерархия: (оказывая уважение) ☐ да   ☐ нет   ☐ без особенностей
Прочее:

Помощь переводчика:

☐ профессиональный переводчик: ☐ родственники / знакомые:
  Фамилия, телефон: Фамилия, телефон:
                                         родственные отношения:

☐   переводчик при клинике:

Фамилия, отделение, телефон:

☐   другие:

Бессловесные способы общения:

с помощью переводческой таблицы на _____ язык

пиктограмма: ☐   да   ☐   нет

прочие:

Культурные факторы

Место рождения: *Страна:*

Перемена места жительства. ☐ да   ☐   нет   *Места жительства:*

Вероисповедание:

Значение культурных ценностей:

☐   очень важно   ☐   частично важно   ☐   маловажно

Восприятие болезни (напр., болезнь - это наказание, больные люди нуждаются в сочувствии и пр.):

Кто и какую роль играет в содействии оздоровительному процессу:

Культурные особенности относительно питания:

приготовление пищи: способ употребления:

предпочитаемые продукты: запрещенные продукты:

Культурные особенности относительно пола и роли человека:

Культурные особенности относительно гигиены тела и одежды:

Культурные особенности относительно умирания и смерти:

Russisch

Прочие культурные особенности:

Биологические факторы

Витальные показания. давление: пульс: температура:

                      рост: вес:

Дыхание:
- ☐ регулярное   частота:
- ☐ нарушения дыхания (тип дыхания):
- ☐ дыхательные шумы:
  - ☐ хрипы   ☐ клокотание
  - ☐ инспираторный стридор   ☐ экспираторный стридор

Мокрота :
- ☐ нет
- ☐ да   количество: цвет: консистенция:

Выделения:

мочеиспускание:
- ☐ нормальное   ☐ недержание
- ☐ изменения (количества, цвета, запаха, консистенции, примеси):

стул:
- ☐ ·нормальный   ☐ недержание
- ☐ изменения (количества, цвета, запаха, консистенции, примеси):

прочие выделения (рвота, вагинальные бели и др.)

описание (количество, цвет, запах, консистенция, примеси):

Подвижность:
- ☐ прикован к постели   ☐ способен передвигаться   ☐ передвигается самостоятельно
                          с чужой помощью

вспомогательные средства для хотьбы:

Цвет кожи: *Цвет слизистых:*

Форма лица / глаз:

Структура кожи:

- ☐ нормальная
- ☐ сухая
- ☐ жирная
- ☐ ухоженная
- ☐ неухоженная

Изменения кожи (пролежни, открытые места, сыпь и пр.):

размер / форма / вид:

Специфические болезни этих этнических групп (напр. дрепаноцитоз негроидных рас):

Психологические факторы

Состояние сознания:

- ☐ ориентируется (относительно времени / местонахождения / личности)
- ☐ понимает речь
- ☐ спящее
- ☐ сонливое
- ☐ бессознательное
- ☐ коматозное

Идентификация с определенной этнической группой:

- ☐ да   какая:
- ☐ нет

Ощущение отчуждения: ☐ да   ☐ нет

Поведение / реакция пациента:

- ☐ доверителен
- ☐ напуган
- ☐ сдержан / робок
- ☐ открыт / раскован
- ☐ взволнован
- ☐ в стрессе
- ☐ прочее

Восприятие боли / проявление боли:

- ☐ ярко выражено
- ☐ незаметно

Выполнение или соблюдение религиозный обрядов, культурных ценностей (простит соблюдения время молитвы, присутствия рабби, священника и пр.)

- ☐ важно
- ☐ маловажно

Значение религиозных символов:

- ☐ да   каких:
- ☐ нет

Russisch

Потребность в информации:

☐ большая   ☐ средняя   ☐ низкая

Способность учиться:

☐ большая   ☐ средняя   ☐ низкая

Прочие аспекты, учитываемые при уходе:

_____

_____

_____

Russisch

6.4 Kontaktadressen

Zentralrat der Juden in Deutschland
Rüngsdorferstr. 6
53173 Bonn
Tel.: 02 28/35 70 23-24

Islamrat für die Bundesrepublik Deutschland
Am Kuhfuß 8
59494 Soest
Tel.: 0 29 21/6 07 02

Deutsche Buddhistische Union
Buddhistische Religionsgemeinschaft e.V.
Dachauer Str. 107
80335 München
Tel.: 0 89/5 23 12 12

Frauenzentrum Bockenheim e.V.
Zentrum für interkulturelle Kommunikation
Am Weingarten 25
60487 Frankfurt
Tel.: 0 69/70 85 28
Fax: 0 69/7 07 83 61
e-mail: fzbk @ aol.com

Ausländerbeauftragte der jeweiligen Stadt
(s. Telefonbuch)

Internet-Server für Pflege
http://www.pflegenet.com

Literatur

Kapitel 1

Beauftragte der Bundesregierung für Ausländerfragen (Hg.): Bericht der Beauftragten der Bundesregierung für Ausländerfragen über die Lage der Ausländer in der Bundesrepublik Deutschland (Vorabexemplar). Bonn 1995

Beauftragte der Bundesregierung für Ausländerfragen (Hg.): Bericht der Beauftragten der Bundesregierung für Ausländerfragen über die Lage der Ausländer in der Bundesrepublik Deutschland (Vorabexemplar). Bonn 1997

Beauftragte der Bundesregierung für Ausländerfragen (Hg.): Daten und Fakten zur Ausländersituation. Bonn 1997

Beauftragte der Bundesregierung für Ausländerfragen (Hg.): Gesundheit und Migration. Modellprojekte von Gesundheitsämtern. Bonn 1995

Bundesminister für Gesundheit (Hg.): Daten des Gesundheitswesens. Nomos Verlagsgesellschaft, Baden-Baden 1997

Bundesministerium für Arbeit und Sozialordnung (Hg.): Zur Lebenssituation und spezifischen Problemlage älterer Ausländischer Einwohner in der Bundesrepublik Deutschland. Forschungsbericht 226. Bonn 1992

Frick, J., G. Wagner: Zuwanderer in Westdeutschland. In: Statistisches Bundesamt (Hg.): Datenreport 1997. Verlag Bonn Aktuell, München u. Landsberg/Lech 1997, S. 565–578.

Habermann, M.: Vom Umgang mit dem Fremden – der Beitrag der Ethnologie zur Pflege. Pflege 2/1996, S. 127–133

Harenberg, B. et al.: Chronik der Deutschen. Dortmund 1983.

Khoshrouy-Sefat, H.: Der Glaube, seine Gesetze und seine Auswirkungen auf das Verhalten, das Erleben und die Bedürfnisse des gläubigen Moslems im Krankenhaus. Krankenpflege 12/1984, S. 393–396

Schäfers, B.: Gesellschaftlicher Wandel in Deutschland. Enke, Stuttgart 1990

Seifert, W.: Integration von Ausländern. In: Statistisches Bundesamt (Hg.): Datenreport 1997. Verlag Bonn Aktuell, München u. Landsberg/Lech 1997, S. 579–589

Statistisches Bundesamt (Hg.): Datenreport 1997. Verlag Bonn Aktuell, München u. Landsberg/Lech 1997

Statistisches Bundesamt (Hg.): Im Blickpunkt: Ausländische Bevölkerung in Deutschland. Metzler-Poeschel, Stuttgart 1995

Tan. F.: Türkische Patienten im Krankenhaus – Probleme und Lösungsvorschläge während ihres Krankenhausaufenthaltes. Krankenpflege 4/1990, S.- 218–220 u. 242–243

Kapitel 2

Bischoff-Wanner, C.: Kommunikation mit Patienten. Thieme, Stuttgart 1997

Botschafter, P., M. Moers: Pflegemodelle in der Praxis. 8. Folge: Dorothea E. Orem – Die Selbstfürsorge-Defizit-Konzeption der Pflege. In: Die Schwester/Der Pfleger 8/1991, S. 701–706

Forgas, J. P.: Soziale Interaktion und Kommunikation. Beltz, Psychologie Verlags Union, Weinheim 1995

Gehm, T.: Kommunikation im Beruf. Beltz, Weinheim u. Basel 1994

Hornung, R., J. Lächler: Psychologisches Grundwissen für Krankenpflegeberufe. Beltz, Weinheim u. Basel 1994

Juchli, L.: Pflege. Thieme, Stuttgart u. New York 1997

Lenzen, D.: Pädagogische Grundbegriffe. Rowohlt, Reinbek 1993

Marriner-Tomey, A.: Pflegetheoretikerinnen und ihr Werk. Recom, Basel 1992

Meifort, B.: Schlüsselqualifikationen für gesundheits- und sozialpflegerische Berufe. Leuchtturm-Verlag, Alsbach 1991

Mischo-Kelling, M., K. Wittneben: Pflegebildung und Pflegetheorien. Urban u. Schwarzenberg, München, Wien u. Baltimore 1995

Moll, U.: Gesundsein – Kranksein: Kulturelle Besonderheiten. In: Oelke, U. et al. (Hg.): Lernen in der Pflege. Gesundsein – Kranksein: Psychosoziale und kulturelle Aspekte. Baunataler-Verlag, Baunatal 1994

Roper, N., W. Logan, A. Tierney: Die Elemente der Krankenpflege. Recom, Basel 1991

Schulz von Thun, F.: Miteinander reden. Rowohlt, Reinbek 1993

Steppe, H.: Pflegetheorien und ihre Bedeutung für die Praxis. In: Die Schwester/Der Pfleger 4/1989, S. 255–260

Steppe, H.: Pflegemodelle in der Praxis. 3. Folge: Hildegard Peplau – Psychodynamische Krankenpflege. In: Die Schwester/Der Pfleger 9/1990, S.. 768–772

Watzlawick, P., J. Beavin, D. Jackson: Menschliche Kommunikation. Verlag Hans Huber, Bern, Stuttgart u. Toronto 1990

Wittneben, K.: Pflegedidaktik als Integrationswissenschaft. In: Schwarz-Govaers, R. (Hg.): Standortbestimmung Pflegedidaktik. Aarau 1994

Kapitel 3

Brouns, G.: Leiningers Theorie der kulturellen Pflegediversität und -universalität. In: Pflege 3/1993, S. 191–196

Drerup, E.: Pflegetheorien. Lehrhandbuch für den Pflegeunterricht. Lambertus, Freiburg i. Br. 1998

Grätschenberger, G.: Transkulturelle Krankenpflege – eine Herausforderung. In: Die Schwester/Der Pfleger 4/1993, S. 295–300

Henderson, V.: Grundregeln der Krankenpflege. Hg. vom Weltbund der Krankenschwestern und Krankenpfleger. Genf 1977

Leiniger, M.: Nursing: Concepts, Theory and Practice. New York 1978

Leininger, M.: Cultural Care Diversity and Universality: A Theory of Nursing. New York 1991

Marriner-Tomey, A.: Pflegetheoretikerinnen und ihr Werk. Recom, Basel 1992

Mischo-Kelling, M., K. Wittneben: Pflegebildung und Pflegetheorie. Urban Schwarzenberg, München, Wien u. Baltimore 1995

Roper, N., W. Logan, A. Tierney: Die Elemente der Krankenpflege. Recom, Basel 1989

Steppe, H.: Pflegetheorien und ihre Bedeutung für die Praxis. In: Die Schwester/Der Pfleger 4/1989, S. 255–262

Watson, J.: Pflege: Wissenschaft und menschliche Zuwendung. Huber, Bern 1996

Kapitel 4

Arbeitsgruppe Interkulturelle Pflege: Kopf draußen – Füße drin. 1. Teil. In: Pflege 10/1997, S. 193–198

Arbeitsgruppe Interkulturelle Pflege: Kopf draußen – Füße drin. 1. Teil. In: Pflege 11/1997, S. 252–257

Arbeitsgruppe Interkulturelle Pflege: Kopf draußen – Füße drin. In: Uzarewicz, C., G. Piechotta (Hg.): Transkulturelle Pflege. Verlag für Wissenschaft und Bildung, Berlin 1997, S. 155–171

Bundesministerium für Arbeit und Sozialordnung (Hg.): Zur Lebenssituation und spezifischen Problemlage älterer Ausländischer Einwohner in der Bundesrepublik Deutschland. Forschungsbericht 226. Bonn 1992

Dreut, M.: Tradition – Moderne. In: Hunstein, D. et al.: Kopf draußen – Füße drin. Wie erleben Patienten aus anderen Kulturen das deutsche Gesundheitswesen? Teil 1. Pflege 1997, S. 193–198

Fach, C.: Wie können wir ältere Migranten unterstützen? In: Deutsches Rotes Kreuz: Das Thema: Alt in der Fremde – Heimat im Alter? 4/1997, S. 24–27

Georg, J., M. Roes: Transkulturelle Pflege. In: Pflegezeitschrift 47/1992, S. 11–113

Grottian, G.: Gesundheit und Krankheit in der Migration. Verlag für Interkulturelle Kommunikation, Frankfurt am Main 1991

Habermann, M.: Krankheit und Kranksein im kulturellen Kontext. In: Sich, D. et al. (Hg.): Medizin und Kultur. Peter Lang, Europäischer Verlag der Wissenschaften, Frankfurt am Main 1995, S. 71–95

Habermann, M.: „Viel Schmerz" oder das „Mamma mia Syndrom". In: Pflege 5/1992, S. 34–40

Habermann, M.: Vom Umgang mit dem Fremden. In: Pflege 9/1996, S. 127–133

Habermann, M.: Vom Umgang mit dem Fremden – Der Beitrag der Ethnologie zur Pflege. In: Uzarewicz, C., G. Piechotta (Hg.): Transkulturelle Pflege. Verlag für Wissenschaft und Bildung, Berlin 1997, S. 53–63

Heidenreich, E.: Leben in zwei Welten. In: Informationsdienst zur Ausländerarbeit 2/1995. Verlag des Instituts für Sozialarbeit und Sozialpädagogik, Frankfurt am Main, S. 14–21

Hüper, C.: Schmerzverstehen in der interkulturellen Pflege. In: Uzarewicz, C., G. Piechotta (Hg.): Transkulturelle Pflege. Verlag für Wissenschaft und Bildung, Berlin 1997, S. 171–189

Hurrelmann, K.: Sozialisation und Gesundheit. München 1991

Juchli, L.: Pflege. Thieme, New York u. Stuttgart 1997

Khoshrouy-Sefat, H.: Der Glaube, seine Gesetze und seine Auswirkungen auf das Verhalten, das Erleben und die Bedürfnisse der gläubigen Moslems im Krankenhaus. In: Krankenpflege 12/1984, S. 393–396

Kollak, I., H. Küpper: Multikulturalität am Beispiel des Neuköllner Krankenhaus in Berlin. In: Uzarewicz, C., G. Piechotta (Hg.): Transkulturelle Pflege. Verlag für Wissenschaft und Bildung, Berlin 1997, S. 115–131

Kuratorium deutsche Altershilfe (Hg.): Alte Migranten in Deutschland. Bonn 1995

Moll, U.: Das Kölner Modell. In: Die Schwester/Der Pfleger 1989, S. 876–881

Moll, U.: Die andere Kultur – Türkische Kinder im deutschen Krankenhaus, Soziokultureller Lebensraum. In: Die Schwester/Der Pfleger 1989, S. 870–873

Nangia, N.: Ich bin ein Mensch und nichts Menschliches ist mir fremd. In: Informationsdienst zur Ausländerarbeit 2/1995. Verlag des Instituts für Sozialarbeit und Sozialpädagogik, Frankfurt am Main, S. 36–40

Richter-Pridi, I.: Frauenbefreiung in einem islamischen Land – ein Widerspruch. Frankfurt 1981

Schiff, A.: Scham. In: Hunstein, D. et al.: Kopf draußen – Füße drin. Wie erleben Patienten aus anderen Kulturen das deutsche Gesundheitswesen? Teil 2. Pflege 1997, S. 252–257

Sich, D.: Sechs Grundkonzepte für den Unterricht in Kulturvergleichender Medizinischer Anthropologie. In: Sich, D. et al. (Hg.): Medizin und Kultur. Peter Lang, Europäischer Verlag der Wissenschaften 1995, S. 17–27

Uexküll, Th. v.: Psychosomatische Medizin. Urban und Schwarzenberg, München, Wien u. Baltimore 1990

Valentin, K.: Mögen hätt ich schon wollen, aber dürfen hab ich mich nicht getraut. Pieper, München 1990

Zielke-Nadkarni, A.: Theoretische Grundlagen der interkulturellen Pflege. In: Uzarewicz, C., G. Piechotta (Hg.): Transkulturelle Pflege. Verlag für Wissenschaft und Bildung, Berlin 1997, S. 99–115

Kapitel 5

Andrews, N., J. Boyle: Transcultural Concepts – In Nursing Care. Lippinicott, Pennsylvania 1995

Biesalski, H.-K. et al.: Ernährungsmedizin. Thieme, Stuttgart 1995

Juchli, L.: Pflege. Thieme, Stuttgart 1997

Leininger, M.: Nursing: Concepts, Theory and Practice. New York 1978

Leininger, M.: Cultural Care Diversity and Universality: A Theory of Nursing. New York 1991

Leininger, M.: Kulturelle Dimension menschlicher Pflege. Lambertus, Freiburg i. Br. 1998

Lothrop, H.: Das Stillbuch. Kösel, München 1993

Martius, G. et al.: Hebammenlehrbuch, Thieme, Stuttgart 1995

Neuberger, J.: Die Pflege Sterbender unterschiedlicher Glaubensrichtungen. Ullstein Mosby, Wiesbaden 1995

Reifferscheidt, M., S. Weller: Chirurgie. Thieme, Stuttgart 1989

Schettler, G., H. Greten: Innere Medizin. Bde. I u. II. Thieme, Stuttgart 1990

Sachregister

A

B

C

D

E